AF142744

Eldra Périn

Une lumiere dans l'univers
La mienne

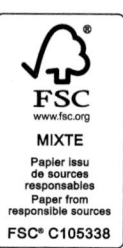

Édition : BoD · Books on Demand, 31 avenue Saint-Rémy, 57600 Forbach, bod@bod.fr
Impression : Libri Plureos GmbH, Friedensallee 273, 22763 Hambourg (Allemagne)

ISBN : 978-2-3225-5546-8
Dépôt légal : Mai 2025

TABLE DES MATIERES

Introduction

Il était une fois...

Toi. Oui, toi qui as ouvert ce livre en espérant une révélation fulgurante ou au moins, une bonne excuse pour éviter de faire la vaisselle.

Tu t'es déjà demandé s'il y avait plus que métro-boulot-dodo ? Si ton chat détenait secrètement le sens de la vie ? Ou si Bouddha aurait survécu à un lundi matin sans café ?

Bonne nouvelle : tu n'es pas seul(e).

L'éveil spirituel et le développement personnel aussi, (ne soyons pas sectaires), c'est un peu comme se rendre compte que le Wi-Fi de l'univers a toujours été allumé, mais que tu avais oublié de demander le mot de passe. C'est aussi réaliser que tes problèmes ne sont peut-être pas aussi énormes que ton cerveau veut te le faire croire... et que, parfois, il suffit d'une bonne respiration (et d'un carré de chocolat ou la tablette entière) pour voir les choses autrement.

Alors, pas de panique ! Ici, pas de Maître qui te demande de vendre ta voiture pour aller méditer dans une grotte. Ce livre est là tout sourire pour te guider, t'aider à voir la vie avec un brin de légèreté... et peut-être même un soupçon de sagesse (mais promis, sans trop de prise de tête).

Prêt(e) à embarquer dans cette aventure mystique et légèrement déjantée ? Parfait. Mais avant de décoller, laisse-moi te présenter quelqu'un qui pourrait bien devenir ta meilleure amie dans ce voyage initiatique : Phoebe. Alors, installe-toi confortablement, attache ta ceinture, respire un grand coup... et c'est parti !

Partie 1
Quand tout commence

Ce que l'on vit dans l'enfance n'est pas gravé dans le marbre, mais dans la peau. Et parfois, une existence entière est nécessaire pour apprendre ce que notre peau n'a jamais oublié.

Phoebe

Phoebe, c'est un peu la reine du chaos. Depuis son enfance, la vie lui a lancé plus de défis qu'un escape game en mode expert. Entre une famille dysfonctionnelle, des déboires en série et une malédiction apparente sur ses choix amoureux, elle aurait pu baisser les bras mille fois... mais non, elle a survécu... Avec une bonne dose d'autodérision, une propension étrange à attirer les situations absurdes et un humour à toute épreuve.

Mais voilà, à 45 ans, elle commence sérieusement à se poser des questions existentielles, du genre « Pourquoi je répète toujours les mêmes schémas ? Est-ce que le karma a une dent contre moi ou c'est juste une mauvaise blague de l'univers qui tourne en boucle? »

Spoiler: la vie a décidé qu'il était temps pour Phoebe de changer de cap. À coups de rencontres improbables, d'événements qui sentent bon le destin et de prises de conscience parfois douloureuses...

Pour comprendre comment Phoebe en est arrivée là, il faut revenir au début, à ce silence trop lourd, à ces signaux que seul son corps savait décoder...

L'illumination ou la prise de conscience, ça ne se fait pas en claquant des doigts (sinon, ça se saurait). Mais promis, il y aura des larmes, des rires... et peut-être quelques révélations qui te parleront aussi.

A l'intérieur du silence

Phoebe avait développé un superpouvoir dès son plus jeune âge : la détection ultra-sensible des tempêtes familiales. Avant même que son père ne franchisse le seuil de la porte, elle savait. Une vibration étrange dans l'air, cette sensation dans son ventre… comme une armée de fourmis paniquées.

Elle avait six ans quand elle comprit que la maison n'était pas un refuge, mais un champ de mines sur lequel elle devait apprendre à danser sans faire exploser quoi que ce soit. Le moindre bruit de clef dans la serrure pouvait annoncer deux scénarios :

1. Papa rentrait « normal », fatigué mais fonctionnel. Tout le monde retenait son souffle, espérant qu'il irait directement s'affaler sur le canapé.

2. Papa rentrait « autrement », plus bruyant, plus lourd, avec cette odeur qui piquait le nez et cette voix oscillant entre l'enthousiasme délirant et l'orage menaçant.

Dans ces moments-là, Phoebe activait son mode gardienne du foyer. Son cœur s'emballait, son souffle s'accélérait, et son regard balayait la pièce en quête de la moindre anomalie susceptible de déclencher une explosion. Un verre mal rangé ? Un jouet qui traîne ? Son petit frère qui pleure trop fort ? Danger imminent. Elle aurait aimé être une enfant insouciante, comme celles qu'elle voyait à la télé, courant dans des jardins sans avoir à scruter l'horizon pour détecter un cyclone en approche. Mais non, elle était Phoebe, aînée de cinq enfants, avec une mission non officielle mais vitale : anticiper, apaiser, protéger.

Sa mère, une femme aux sourires en pointillés, faisait ce qu'elle pouvait pour contenir la tempête. Mais

Phoebe, elle, la sentait de l'intérieur. Comme si chaque mot violent, chaque éclat de voix, chaque porte claquée vibrait dans son propre corps. Hypersensible, disaient les rares adultes qui prenaient le temps de capter son regard inquiet. Un mot qui sonnait comme un défaut, alors qu'en réalité, c'était juste une force invisible qu'elle payait cher.

Personne n'a rien fait

Phoebe avait 11 ans quand elle avait posé une question idiote à voix haute, avec l'innocence d'une enfant qui commence à entrevoir l'adolescence : « *Comment on embrasse un garçon ?* »

Elle n'avait même pas attendu de réponse, s'endormant rapidement, bercée par la naïveté de cette curiosité.

Mais en pleine nuit, quelque chose changea. Elle sentit une présence à côté d'elle. Quelqu'un s'allongeait dans son lit, derrière elle, quelqu'un l'embrassait dans le cou, quelqu'un caressait son corps. Ses muscles se tendirent d'un coup, comme si son sang lui-même s'était figé. Un vertige nauséeux s'empara d'elle. Son père, cette odeur d'alcool et de tabac lui donnait envie de vomir.

Son instinct lui lança avant même qu'elle ne comprenne. « Sors de là. Bouge. Maintenant ! »
Mode extrême survie activé. Son souffle était devenu inexistant. Elle ne savait pas encore ce qui se passait, mais elle savait que c'était mal. Que ce n'était pas sa place. Que quelque chose d'invisible mais terrible venait d'entrer dans sa chambre.

Alors, elle se leva. D'un coup. Presque trop vite. Presque trop brusquement. Elle devait sortir. Elle devait fuir sa chambre.
Sans bruit, sans un mot, sans même un regard en arrière. Elle ne devait pas voir. Voir rendrait la chose réelle. Voir donnerait un poids qu'elle ne pourrait plus jamais effacer.
Elle s'éloigna, malgré la voix rauque de son père « où tu vas ? Reste là ! »

Son cœur battait si fort qu'il semblait vouloir exploser dans ses oreilles. Les toilettes ont été sa forteresse ce soir-là.

Mais une trahison encore plus grande vint après.

Phoebe aurait voulu qu'on éloigne son père du foyer : il était dangereux. Elle n'avait que 11 ans et déjà, une certitude : cet homme ne devait pas être là.
Au lieu de ça, c'est elle qu'on a éloigné. Quelques jours, deux ou trois...Peut-être pour la protéger qui sait... Mais certaines personnes, devant les difficultés préfèrent masquer le problème, l'ignorer, plutôt que de prendre les décisions qui s'imposent.

Elle avait deux petites sœurs, des jumelles. Elles... elles n'auraient pas la même chance plus tard. Mode survie réactivé, encore plus fort.
Si elle partait, qui allait les protéger ? Qui allait repérer l'orage avant qu'il ne s'abatte sur elles ?
Elle se sentait impuissante, broyée entre son instinct de fuite et cette mission qu'on ne lui avait jamais

confiée, mais qu'elle portait malgré tout. Elle ne pouvait plus rien faire d'autre qu'accomplir sa mission.

Elle se raccrochait à son doux rêve éveillé, cette petite voix qui lui avait chuchoté, « tu te marieras plus tard, tu t'appelleras Poirier. »

Elle ignorait encore que sa vie serait semée d'embûches et de leçons aux allures de farces cosmiques. Mais l'univers avait déjà commencé à poser ses pions.

La fracture

Phoebe avait déjà appris à encaisser les coups du sort, mais rien ne pouvait la préparer à ce qui allait se produire ce soir-là.

Elle avait grandi sans filet de sécurité. Toujours sur le qui-vive, toujours en train d'anticiper l'orage, toujours en charge d'apaiser les tensions d'un foyer fissuré. Et pourtant, une partie d'elle s'attachait encore à l'idée que le monde n'était pas que chaos et violence.

À 14 ans, être adolescente, c'était avant tout exister à travers les autres. On n'avait pas encore de réseaux sociaux pour faire valider son existence par des *likes* et des commentaires. Non, à l'époque, tout se jouait dans le regard des autres, les discussions derrière le gymnase et les invitations aux soirées qui faisaient office de bulletin de popularité.

Pour Phoebe, ces moments étaient précieux. Ils lui donnaient l'illusion d'être une fille comme les autres, une fille qui pouvait rire trop fort, courir sans raison dans la forêt qui bordait la maison de ses parents et rêver que, peut-être, demain serait plus doux. Jusqu'à cet instant-là.

Elle avait cette naïveté fragile, celle qui fait croire que certaines choses n'arrivent qu'aux autres, que les monstres ne sortent que des livres d'horreur. Ce soir-là, elle avait juste suivi des visages connus, des rires, une ambiance qui sentait l'interdit et l'excitation. Une soirée de plus, où elle espérait, le temps d'un instant, oublier le poids de sa vie d'aînée.

Puis tout est allé trop vite. Un regard qui change. Une pression sur son poignet. Un frisson qui parcourt son dos alors que l'ambiance bascule imperceptiblement.

La forêt qui lui avait toujours semblé accueillante prenait soudain des allures menaçantes. Les arbres, si familiers le jour, se transformaient en ombres inquiétantes. Le sol sous ses pieds semblait se dérober alors qu'elle comprenait, trop tard, que le danger était réel. L'instinct, ce foutu instinct, qui se met en alerte avant même que la bouche puisse articuler un mot. Et ce moment de bascule, cet instant précis où son corps comprend avant son esprit.

Après, c'est flou. Ou plutôt trop net. Une série d'images gravées au fer rouge. Elle a essayé de disparaître. De devenir un caillou, une ombre, un souffle. Mais même les fantômes ressentent la douleur.

Quand tout s'est arrêté, quand enfin l'air est redevenu respirable, Phoebe n'était plus la même. Il y avait, elle, *avant*, et celle qui venait de naître dans l'après. Une version brisée, éclatée en mille morceaux que personne ne voyait. Parce que le lendemain, le soleil s'est levé comme si de rien n'était. Parce que personne ne lui a demandé pourquoi ses yeux semblaient vides. Parce que dans sa famille, on ne parlait pas de ces choses-là.

Alors, elle a fait comme d'habitude... Elle a rangé l'horreur dans un tiroir mental, bien fermé, bien verrouillé. Mais l'insécurité qu'elle portait déjà depuis l'enfance venait de muter en quelque chose d'encore plus grand, plus profond. Désormais, le monde entier était une menace.

Quand on n'a pas le choix, on fait comme si on l'avait.

Elle n'a pas survécu en portant ce souvenir : elle a survécu en l'effaçant. Enfin, en apparence. Son esprit, comme pour la protéger, a fermé à double tour la porte de ce soir-là. Elle n'en a plus parlé. Pire : elle a fini par oublier. Vraiment oublier. Comme si rien ne s'était passé. Comme si ce n'était jamais arrivé.

Et quand sa famille a annoncé qu'ils déménageaient dans le Sud, elle a vu là une parenthèse, un mouvement vers autre chose, sans comprendre que l'oubli n'est pas un remède. Juste une mise en veille.

Alors, elle a suivi, sans résistance. Peut-être que sous un ciel plus bleu, la douleur n'aurait plus de prise. Peut-être...

L'illusion du soleil

Le Sud avait tout pour faire croire à un renouveau. Le ciel éclatant, l'air salé, les ruelles bordées de promesses. Phoebe aurait aimé s'y laisser prendre. Croire que changer de paysage suffirait à changer d'histoire.

Mais l'oubli ne soigne pas, il repousse. Et sous ce soleil aveuglant, l'hiver continuait de la suivre. Silencieux. Viscéral.

L'insécurité s'était glissée dans ses bagages. Tapie dans ses épaules tendues, nichée dans son ventre, logée dans son regard qui inspectait chaque pièce, chaque visage, à la recherche d'une échappatoire. Le décor avait changé. Elle, non.

Chez elle, rien n'était vraiment différent. Les tensions familiales avaient suivi, comme un poison qu'on ne peut pas laisser derrière soi. Sa mère s'épuisait à maintenir l'illusion d'un quotidien normal. Son père oscillait entre absence et colère. Phoebe, elle, se repliait sur elle-même, espérant un ailleurs, sans trop y croire.

Le collège fut un autre champ de bataille. Elle y entra comme on entre en guerre : sur la pointe des pieds, le souffle court. Trop discrète, trop sensible, trop... tout. Elle ne savait pas se défendre. Et ça se voyait.

Alors, on la testait. Des plaisanteries douteuses, des regards insistants, des mots qui salissent. Elle souriait parfois, par automatisme, par peur. Parce que dire non, c'était dangereux. Parce que se rebeller, c'était s'exposer.

Elle apprit à se faire petite. À éviter. À anticiper. À disparaître. Mais même la discrétion devenait une provocation.

Elle se demanda si c'était elle, le problème. Pourquoi ce malaise permanent ? Pourquoi cette boule au ventre qui refusait de la quitter ? Elle ne savait pas encore que ce n'était pas elle. Que ce n'était pas sa faute. Que cette peur sourde qu'elle portait, c'était celle d'un corps qui n'avait jamais oublié. Même quand l'esprit avait tout enfoui.

Les jours passaient. Et elle tenait. Parce qu'il fallait. Un livre, une brise, un sourire... C'était peu. Mais c'était assez pour survivre.

Et dans un coin d'elle-même, déjà, une étincelle. Elle ne savait pas encore comment, ni quand. Mais un jour, elle briserait ce schéma. Et elle existerait, pleinement.

Quand on grandit dans la peur, on ne cherche pas l'amour. On cherche une présence, une main tendue, un sauvetage.

Elle croyait être prête à vivre. Mais elle ne faisait qu'émerger d'un brouillard.

Et à 16 ans, quand il est arrivé, avec son regard assuré et ses mots doux, elle a cru que c'était ça, être enfin choisie.

Partie 2

Pas morte, pas vivante non plus

Il y a des moments où tu survis si bien que tout le monde pense que tu vis.

Sous les coups, la vie

Au début, c'était beau. Il avait ce charisme étrange, cette façon de la regarder qui la faisait se sentir importante. Il était tout ce qu'elle n'était pas : sûr de lui, charmeur, adulte en apparence. Avec lui, elle s'est sentie vue, aimée, sauvée.

Le jour de ses 18 ans, elle a claqué la porte de chez ses parents. Enfin maîtresse de son destin. Elle était enceinte et pleine d'espoir. Ce bébé, c'était leur avenir, leur preuve d'amour, le début de leur famille. Il la soutenait, du moins c'est ce qu'elle avait cru. Ils ont emménagé ensemble et elle a entamé une formation de secrétaire au lycée, avec son ventre rond sous le regard pesant des autres. Certains jugeaient, d'autres compatissaient, mais elle s'en moquait (ou presque). Elle avait un avenir à construire.

Le bébé arriva. Et là, tout bascule lentement. Les nuits blanches, les responsabilités, les attentes. Très vite, tout repose sur elle : la maison, le bébé, les papiers, les repas, les lessives, sans jamais penser à elle. Persuadée que c'était ça, la vie : être maman, être une femme, s'oublier pour le bien des autres. Elle avance en mode automatique, convaincue qu'il faut tenir bon, que tout finira par s'arranger. Esclave malgré elle, elle porte tout sur ses épaules, jusqu'à ne plus savoir ce qu'elle veut, ni même qui elle est.

Au fil des mois, il change. D'abord de petites remarques, des plaisanteries cinglantes. Puis les humiliations franches. « Regarde-toi, t'es énorme. » « T'as de la chance que je sois là, personne d'autre ne voudrait de toi. »

Peu à peu, il la coupe des autres, refuse qu'on la voie, comme si elle n'était pas digne de son image ou de son entourage. Elle doit se faire discrète, presque transparente. Elle n'existe plus qu'à travers lui, sous son contrôle, à la hauteur de ses exigences.

Les humiliations, elles, deviennent vite quotidiennes. Parfois à voix basse, comme une sentence qui ne la quitte jamais. Un poison qui la ronge lentement.

Puis viennent les coups. Une gifle. Une bousculade. Des coups de poings au sommet du crâne. Des accès de violence, suivis d'excuses fades, de larmes de crocodile, de menaces à peine voilées. Elle voudrait partir, mais elle est mère, et elle veut y croire. Alors, elle reste.

Et, certains soirs, il réclame son dû, sans jamais entendre son refus, sans jamais tenir compte de son épuisement ou de sa peur. Elle n'a pas le droit de dire non. Là aussi, elle s'efface : son corps devient un territoire occupé, une obligation de plus dans cette vie qui ne lui appartient plus.

« Je te considère à peine au-dessus d'un crapaud, mais bien en dessous d'un chameau. »

Elle veut travailler, retrouver un semblant d'indépendance, mais personne ne veut d'une jeune mère sans expérience. Elle s'acharne, passe des entretiens inutiles, tente d'être à la hauteur d'une attente qu'elle ne sent même plus. Et puis, enfin, une chance : un poste dans un centre pour enfants handicapés. Les horaires sont difficiles, en deux-huit, matin ou soir. Elle se sent utile. Son travail lui apporte une satisfaction que son couple ne lui donne plus.

Mais lui, il n'aime pas ça. « Tu préfères ces gamins à moi ? »

Il sort de plus en plus, rentre tard, infidèle sans même essayer de le cacher. Il exige qu'elle reste à la maison, qu'elle s'occupe de tout, et qu'elle n'attire surtout pas l'attention. Elle est piégée. Piégée par l'amour qu'elle lui porte peut-être, par la peur de se retrouver seule avec un enfant. Chaque fois qu'elle pense à partir, il lui rappelle qu'elle n'est rien sans lui. Alors, elle s'accroche.

Trois ans passent. Elle a 21 ans. Un deuxième bébé vient au monde. Cette fois, plus d'illusions. Elle sait que ça ne changera rien. Pire encore, elle sent l'étau se resserrer. Elle n'est plus qu'un poids pour lui, une chose bonne à s'occuper des enfants et à se taire. Elle joue avec ses enfants, elle leur sourit. Mais ils savent. Et ce regard dans leurs yeux la tue un peu plus chaque jour.

Quelque chose grandit en elle. Une rage sourde. Un jour, il faudra partir pour sauver sa peau. Et ce jour-là arrive enfin.

Après une énième agression physique, elle n'a plus peur, plus envie de pardonner. Elle prend les enfants, quelques affaires et elle le quitte.

Elle retourne chez ses parents, la tête basse, le cœur en miettes. Ce n'est pas une victoire triomphante, c'est un retour amer, douloureux. Elle retrouve un foyer qu'elle avait fui des années plus tôt, un refuge devenu prison devenu refuge à nouveau. Elle se sent minuscule, humiliée, et maintenant, elle veut se reconstruire.

Maman solo, maman guerrière

Phoebe finit par trouver un toit. Une grotte, en réalité, aménagée en appartement, au fond d'un immeuble vétuste. Pas de luminosité directe, des murs humides, un sol froid. Ce n'était pas un logement, c'était un recoin. Un endroit qu'on ne choisit pas, mais qu'on accepte quand on n'a pas d'autres options.

Elle s'en contenta, parce que c'était chez elle. Parce qu'ici, personne ne la frappait. Personne ne l'insultait. Elle y pose ses sacs, ses enfants et ses non-dits. Ce n'était ni beau, ni confortable. Et pour l'instant, c'était assez.

Quitter un monstre ne signifiait pas que l'histoire est finie. Ça, Phoebe l'avait vite compris. Elle s'était imaginée une sorte de libération instantanée, un soulagement immense, comme dans les films où l'héroïne fuit un tyran et retrouve la paix en dansant sous la pluie. Mais la vraie vie, elle, est moins cinématographique.

La vraie vie, c'était elle, 22 ans, un passé en lambeaux et un avenir en pointillés. Les diplômes ? Un CAP de secrétaire et rien de plus.

Phoebe n'était pas du genre à se laisser abattre. Elle avait la tête sur les épaules, bien vissée, trop peut-être pour son âge. Ses garçons étaient sa priorité absolue, quoi qu'il arrive. Elle aurait pu se laisser sombrer, se noyer dans le désespoir des difficultés financières et des papiers administratifs sans fin... mais non. Elle avait un instinct de survie bien trop développé.

Alors, elle a improvisé. Elle a enchaîné les petits boulots, tout ce qui pouvait mettre du pain sur la table et des chaussures aux pieds de ses garçons : femme de ménage, aide à domicile, garde-malade... chaque emploi était une bataille, un combat pour ne pas couler. Elle ressentait, à travers les gens qu'elle aidait, des émotions qu'on ne lui avait jamais témoignées : de la reconnaissance et de la gentillesse.

Le plus dur, ce n'était pas la fatigue ni les fins de mois impossibles. Le plus dur, c'était de tout porter seule. Être maman solo, c'est une mission pour les super-héroïnes... sans cape et sans manuel d'instructions. C'est jongler entre le boulot, les horaires de l'école, de la garderie, de la crèche, les lessives, les devoirs, les nuits trop courtes et ce sentiment de ne jamais en faire assez.

Et pourtant, Phoebe avait renoué avec une vie sociale, celle qu'elle n'avait jamais eue avant. Elle plaisait. Il faut dire que sous ses airs de petite femme intello, avec sa tignasse rousse et son air faussement sage, elle attirait les regards. Et ça, elle l'avait bien assimilé.

Après six ans à subir, Phoebe a basculé dans l'extrême opposé. Fini d'être la victime, place à la revanche. Elle s'est vengée, et pas toujours de la meilleure manière. Pendant cinq ans, elle a joué avec les hommes, enchaîné les relations sans attaches, pris un malin plaisir à être celle qui décide, qui domine, qui brise avant d'être brisée.

C'était grisant... jusqu'à ce que ça ne le soit plus. Au fond, ce n'était pas de l'émancipation, c'était un cri de douleur mal déguisé. Une tentative maladroite d'exorciser ses blessures en infligeant aux autres ce qu'elle avait tant enduré.

Et l'univers, qui a un sens de l'humour bien à lui, a décidé qu'il était temps de lui envoyer un autre message. Parce que la vraie reconstruction, ce n'est pas seulement survivre.

L'univers, quand il insiste
(Et se marre bien)

Cinq ans de galères, de petits boulots, d'amours foireux, et de fins de mois à jouer à « est-ce qu'on mange des pâtes ou juste l'odeur des pâtes ? »
Phoebe, du haut de ses 27 ans, commençait à croire qu'elle avait trouvé son équilibre. Bancal, certes, mais debout.

Et puis... l'univers a décidé de s'amuser un peu...Un coup de foudre sur la piste de danse. Rien que ça !

Ça commence toujours comme ça, une histoire qui va mal tourner : une soirée entre copines, un lâcher-prise bien mérité et... un mec.

Mais pas n'importe quel mec. LE mec. Celui qui fait accélérer le cœur, qui te regarde comme si tu étais la seule femme sur Terre, qui danse comme un dieu et qui envoie des textos enflammés avant même que tu sois rentrée chez toi. Phoebe n'avait jamais ressenti ce frisson. Alors, elle s'est laissée porter.

Le début ? Parfait. Passion fulgurante, complicité immédiate, week-ends à refaire le monde et nuits blanches pour de bonnes raisons. Et puis, le grand moment : au bout de trois mois. Un genou à terre. Une bague. « Veux-tu m'épouser ? »

Attends, quoi ? Trois mois ? Phoebe a senti son cerveau faire un AVC. C'était trop beau, trop rapide, trop... trop.

Alors, son instinct s'est réveillé. Un mauvais feeling, un truc qui n'allait pas. L'instinct ne se trompe jamais (mais nous, si). C'est là que Phoebe a commencé à remonter le fil du délire. Elle a écouté son intuition, ce petit signal d'alarme qu'on ignore souvent parce qu'on préfère croire aux contes de fées plutôt qu'aux films d'horreur.

Phoebe est une super enquêtrice quand son instinct la pousse à chercher, et elle a trouvé. Le coup de grâce. Ce bel Apollon avait déjà une femme. Non, pardon. Deux femmes.

Et Phoebe ? La troisième. Trois ?!

Il menait une triple vie. Pas une double, non, ce serait trop simple. Une triple.

Là, on dépasse le cliché du mytho classique. On entre dans une catégorie VIP du mensonge.

Comment ? Pourquoi ? Qui a l'énergie mentale pour gérer trois vies en parallèle ? Est-ce qu'il a un assistant, des superpouvoirs ?

Phoebe est bouche bée. Entre la rage, le choc et une admiration malsaine pour l'organisation impeccable du gars, elle a compris une chose : C'était la trahison de trop.

Et l'univers, hilare dans son coin, s'est dit :

« Bon, maintenant qu'elle a bien morflé, elle a peut-être compris là, non ? »

Fini les sorties en boîte, fini de se laisser embarquer dans des histoires foireuses. Objectif : travailler. Il n'était plus question de se perdre dans des relations sans lendemain ou de chercher l'oubli dans les sorties. Phoebe voulait autre chose : de la stabilité, de l'indépendance, une vraie place dans le monde. Travailler, c'était le seul moyen d'y arriver.

Tant pis si ce n'était qu'un boulot alimentaire, tant pis si ce n'était pas glorieux, tant pis si ça voulait dire se lever aux aurores et rentrer lessivée. L'univers pouvait bien rire. Cette fois, c'est elle qui écrirait la suite (peut-être).

L'art de s'éteindre doucement

Première étape : retrousser ses manches et décrocher un emploi...

Une opportunité, maman solo, une association lui a proposé un poste en intérim. On est dans le Sud, il y a des bateaux, le nautisme recrute... Super ! Phoebe n'était pas emballée, pas du tout...

Ce job-là, ce n'était pas le rêve. Phoebe construisait de ses mains des mâts de bateaux en carbone. C'était physique, épuisant, usant. Des horaires très louches, genre levée à l'aube (l'angoisse). Un patron qui trouvait que trop fatiguée était une excuse de fainéante.

Le premier soir, elle a cru mourir. Elle a sérieusement envisagé l'Alaska au bout de deux semaines.

Mais Phoebe n'abandonne pas. Alors elle a serré les dents. Elle a bossé deux fois plus que tout le monde. Elle a tenu bon. Au bout d'un mois un CDI, et un an plus tard... Elle était devenue Cheffe d'équipe. (Ouais, ça calme.)

Elle, partie de rien, se retrouvait à donner des ordres et gérer une équipe.
Bon, ça voulait dire encore plus de taf, mais au moins, ça payait mieux et c'était fluide avec beaucoup moins d'incertitude pour remplir le frigo. Et ce travail... Lui a apporté bien plus qu'un salaire.

Deuxième étape : LUI (ou l'histoire qui commence bien... et qui finira comme un mode veille prolongée).

C'est au travail qu'elle l'a rencontré. Un homme. Un vrai. Pas un manipulateur. Pas un roi du drame. Non. Un mec bien.

Gentil. *(Enfin, un qui ne prenait pas « gentil » pour une insulte.)*

Stable. *(Il avait un boulot, des projets, célibataire, bien sûr qu'elle a vérifié, au cas où).*

Posé. *(Pas besoin de surveiller son téléphone toutes les 10 secondes.).*

Alors… elle y a cru. Et ça a marché. Un couple normal.

Un truc qu'elle ne connaissait pas : la stabilité.

Elle reprend la conduite, devient de plus en plus autonome. Il ne faut pas oublier que le père de ses deux garçons, s'était bien arrangé pour la soumettre. Il lui avait bien fait comprendre qu'elle était bonne à rien et que malgré son permis en poche elle ne savait pas conduire…. Il était fort, il a bien atteint son objectif : la rendre dépendante.

Troisième étape : fonder une famille

Leur système tenait la route. Alors ils ont fait ce que font les couples qui ont l'impression d'avoir coché les cases…

Ils ont eu un enfant. Une fille. Elle, qui avait survécu au chaos, qui avait tout reconstruit, était là, avec trois enfants, la construction d'une maison, un travail conforme à sa formation initiale. Bah oui, le nautisme et le travail en équipe c'était temporaire. Une mise à jour de son CAP de secrétariat avec quelques compétences supplémentaires, elle revient à ses premiers amours, elle a trouvé un boulot d'assistante de gestion dans l'industrie, c'était bien mieux, horaire de bureaux, moins stressée.

Quatrième étape : P****N, c'est ça la vie ?
Phoebe croyait suivre le bon chemin. Celui dicté par la conformité sociétale : carrière, logement, une vie de famille. Ce fameux schéma rassurant, celui qu'on ne remet pas en question... jusqu'au jour où tout sonne creux.
Dîners sans un mot devant la télé. Zéro vie sociale. Pas de sorties, juste les repas dominicaux chez la famille. L'ennui, Métro, boulot, dodo. Plus de surprises, la routine.

Le genre de vide qui ne fait pas de bruit... mais qui bouffe tout. Le soir, elle s'asseyait, vidée, et se demandait : « C'est ça, la vie que je veux ? » « C'est ça, être heureuse ? » Et un soir... prise de conscience (Ou de mauvaise conscience.)

Cinquième étape : je veux plus.
En ouvrant son compte en banque, une pensée brutale l'a frappée : « OK, je gagne de l'argent... mais pas assez pour être heureuse peut-être. » Elle voulait plus. Elle voulait mieux. C'est le challenge de la vie, l'évolution professionnelle, non ?

Elle a repris les études. A 33 ans, cours du soir, retour aux révisions. Maman de trois enfants, bossant à plein temps, révisant la nuit. Elle n'avait plus de vie perso, encore moins qu'avant, plus de soirées télé (Netflix n'existait pas encore), plus de grasses mat'.

Mais avec beaucoup de courage et de détermination, elle l'a eue, sa revanche sur ses études arrêtées trop tôt

Elle voulait gagner, alors elle a décroché un titre professionnel niveau BAC et dans la foulée un BAC plus deux... Promotion après promotion au sein de la boite où elle travaille, elle endosse plusieurs casquettes, responsable RH, assistante de gestion et de direction, bras droit du patron, elle gère, elle est responsable... Waouh, quel beau parcours professionnel, bravo Phoebe.

Et maintenant ? La routine ne l'aura pas. Le confort vide de sens ? Non merci. Phoebe était prête pour le prochain virage.

Sixième étape: trouver des solutions à cet ennui morbide
Elle s'est dit: « C'est peut-être moi, le problème. »
Elle l'a pensé, repensé, jusqu'à ce que ça devienne une vérité. Parce que quand on t'écrase assez longtemps, tu finis par croire que c'est toi qui pèses trop. Elle a donc compensé.

Elle s'est mise au sport. *(Rien de tel que souffrir sur un tapis de course pour oublier l'ennui.)*
Elle s'est investie encore plus dans le boulot. *(Autant bosser 10h par jour, au moins ça occupe.)*

Elle a organisé des journées millimétrées. *(Si tout est rempli, on n'a pas le temps de penser)*.

Chaque soir, elle se posait devant la télé avec lui, tout, en elle, voulait exploser.

Phoebe se sentait éteinte. Une colocation avec option factures partagées. Sa maison ? Une belle boîte vide. Son quotidien ? Une liste de tâches à cocher. Pas de passion. Pas d'émotions.
Elle était en train de mourir tout doucement. Et personne ne comprenait.

Phoebe ? C'est cette femme qu'on croise le matin, toujours tirée à quatre épingles, les enfants bien habillés, bien élevés. Elle vit dans une maison impeccable, avec des fleurs fraîches sur la table et des rideaux assortis au canapé. Elle travaille, elle gère tout. Une vraie battante, comme on dit. On l'envie un peu parfois, pour cette capacité à tout concilier : le boulot, les enfants, la maison. Elle a l'air calme, organisée. Forte. Elle rit facilement, ne se plaint jamais. Même quand elle dit qu'elle est fatiguée, c'est avec le sourire. Une fatigue élégante. Certains la regardent et pensent : *« Elle, elle a tout compris. »*

Mais personne ne voit ce qu'elle traverse. Personne ne voit les doutes, la douleur soigneusement maquillée. Elle a appris à jouer ce rôle à la perfection. Parce que c'est plus simple. Parce que c'est ce qu'on attend d'elle. Elle est admirable, vraiment. Et personne ne devine qu'elle est en train de s'effondrer, sans bruit.

Une nuit, allongée dans son lit, les yeux fixant le plafond :
« C'est ça, ma vie ? »
« Si je ne fais rien… je vais mourir comme ça ? »
C'était insupportable.

Et là l'univers du haut de son observatoire : « attend, je vais t'aider un peu…»

Partie 3
La montée vers quoi déjà ?

Le plus grand piège, c'est de croire qu'une vie bien rangée suffit à combler une âme en désordre.

La goutte qui fait déborder le vase

Un beau samedi matin de juin, un petit tour en voiture, seule... Rien de mieux pour se vider la tête. Un peu de shopping, histoire de combler ce vide intérieur avec des fringues dont elle n'a pas besoin mais qui feront un excellent décor dans son dressing déjà surpeuplé. Tout roule... jusqu'à ce que...

Un ralentissement sur la route. La voiture de devant hésite comme une mamie devant un passage piéton. Phoebe freine en soufflant d'exaspération. Et là...

Un choc violent par l'arrière. Sa tête part en avant, son cou proteste bruyamment, et son cerveau, lui, décide de prendre une micro-pause. Dix secondes de flottement total où elle ne sait plus très bien si elle est toujours dans sa voiture ou si elle vient de se réincarner en pigeon percuté par un pare-brise.

Petit à petit, les sensations reviennent. Aïe, son cou. Sa nuque, ça pique.

Elle cligne des yeux, tente de respirer, se gare sur le bas-côté, en mode robot en panne. Logiquement, dans ce genre de situation, le conducteur qui l'a percutée devrait rappliquer avec une tête désolée, des excuses balbutiantes et une proposition de constat dans la main. Mais non.

Lui, il est là-bas affairé autour de son capot, les sourcils froncés, inspectant les dégâts sur SA voiture. Le drame de sa vie se joue sous ses yeux : une rayure sur son pare-chocs.

Phoebe le contemple, abasourdie. Il ne la regarde même pas. Elle, la pauvre victime secouée comme une boule de neige à Noël, il s'en fout.

Elle soupire, sentant la colère monter, puis sort son téléphone pour appeler son conjoint.

— « Allô... ? »

— « Ça va ? C'est un accident ? »

— « Oui... j'ai mal au cou, et l'autre type s'en tape de ma gueule. »

— « Mais t'as rien de grave ? »

— « Je ne sais pas... »

— « Bon, j'étais en train de faire les courses... J'arrive. »

Il raccroche. Pas un « ne t'inquiète pas » Non, juste un soupir sous-entendu de « ce n'est pas le moment, j'étais au rayon fruits et légumes. »

Pendant ce temps, le gars à la voiture cabossée daigne enfin lui adresser la parole.

— « Ça va ? »

Il vient de lui rentrer dedans, elle a probablement le cou en compote, et il demande ça avec la même intensité émotionnelle qu'un serveur demandant « avec ou sans glaçons ? »

— « J'ai mal au cou, mais sinon, impeccable. Un accident par jour, ça met du piment dans la vie » répond-elle, sarcastique.

Il ne relève même pas. Trop occupé à constater l'étendue du drame sur son pare-chocs. Et puis, sans prévention, il soupire, monte dans sa voiture et... part. Oui. Il part.

Phoebe reste figée. Elle cligne des yeux. Plusieurs fois. Comme si elle venait de voir un épisode de *Black Mirror* en direct.

Son conjoint arrive enfin. Elle s'attend à un minimum de compassion. Mais non. Il fait un tour de la voiture. Puis il lâche LA phrase du siècle :
— « Elle roule encore ? »
— « Oui... »
— « Super. Rentre avec, on ne va pas la laisser dormir dehors cette nuit.»

Et voilà. Sa vie résumée en une phrase. Son état de santé ? Secondaire. Qu'elle ait été secouée comme un shaker ? Bof. L'important, c'est que la voiture dorme bien au chaud.

Phoebe monte à bord, roule jusqu'à chez elle, et se dit que, franchement, son garagiste a plus d'empathie que l'ensemble des hommes de sa vie réunis.

La voiture est bien au chaud, parquée comme une diva qu'on borde pour la nuit. Les enfants sont nourris, lavés, prêts à dormir. Tout est sous contrôle. Enfin presque.

Parce que Phoebe, elle a toujours le cou en compote. Un genre de torticolis XXL qui hurle dès qu'elle bouge un millimètre. Peut-être qu'un petit tour aux urgences ne serait pas une si mauvaise idée.

Elle embarque donc son compagnon (qui aurait préféré regarder *Koh-Lanta* peinard) et direction l'hôpital.
Là-bas, après une bonne heure d'attente entre un gosse qui a mis une bille dans son nez et une mamie qui râle que de son temps, on n'attendait pas autant.

(Mais si... Seulement avec moins de smartphones pour s'occuper). Un médecin blasé l'examine enfin.

— « Ah oui, coup du lapin. Classique. » Phoebe hoche la tête (enfin, elle essaie).

— « Vous allez avoir mal quelques jours, voire semaines. Je vous mets en arrêt un mois. »

Un mois ? Sérieux ? Elle, qui ne s'arrête jamais, qui bosse même quand elle a la crève, qui continue malgré tout ? Un mois, c'est un concept aussi exotique pour elle que des vacances aux Maldives. Mais bon, si c'est médicalement prescrit...

Elle rentre donc chez elle, le col roulé façon minerve, prête à découvrir les joies de l'immobilité forcée.

Sauf que... trois jours plus tard... son téléphone sonne.

— « Allo, Phoebe ? C'est ton patron. »

Ah, voilà, ça manquait.

— « Salut... » (Elle met tout ce qu'elle a d'énergie dans cette voix molle, histoire qu'il capte bien qu'elle est HS).

— « Dis-moi… Tu penses revenir bientôt ? »

Phoebe prend une profonde inspiration. Zen. Canaliser la colère. Ne pas répondre *« Ecoute Bernard, viens je te fous un coup du lapin et on voit si tu tapotes encore sur ton clavier comme un champion demain matin. »*

— « J'ai quatre semaines d'arrêt. Ce n'est pas moi qui décide. »

— « Oui mais… il y a du boulot. Tu sais c'est toi qui fais tout et sans toi, on est perdu…Je compte sur toi.»

Ah, le fameux *compte sur toi*. Traduction : *on a besoin que tu sois là pour faire tout ce que les autres ne font pas.*

Elle ne l'a pas suivi sa prescription d'arrêt, d'abord ponctuellement, elle est allé faire les paies de ses collègues, puis payer les fournisseurs. Et tout ça à pied puisqu'elle ne pouvait pas conduire, ses cervicales l'en empêchaient… Quoi de mieux qu'une bonne marche de 30 minutes avec un manche à balai imaginaire scotché dans le dos.

C'est là qu'elle a réalisé qu'elle ne s'était pas écoutée une seule seconde. Et si c'était ça, le vrai problème ?

Trois mois... Trois mois à observer, à analyser, à prendre des notes mentales. Trois mois à regarder son compagnon et à se demander comment elle a pu en arriver là.

L'accident a été un déclencheur. Ce jour-là, elle aurait pu être encore plus gravement blessée, voire pire. Personne n'a mesuré la profondeur du choc. Comme si de rien n'était. Ni le type qui l'a percutée, plus préoccupé par son pare-chocs que par son état. Ni son propre compagnon, agacé d'avoir dû écourter ses courses pour venir la soutenir. Ni même son patron, qui lui a passé un coup de fil au bout de trois jours pour lui demander quand elle comptait revenir.

Ce jour-là, Phoebe a compris que son bien-être n'intéressait personne.

Elle aurait pu s'effondrer sous cette réalité. Mais non. Elle a préféré s'organiser. Elle a commencé à planifier sa sortie.

Un soir, pendant qu'il regardait son téléphone sans lui adresser un mot, elle a ouvert un dossier sur son ordinateur : *plan de libération*.

Elle a listé tout ce qu'elle devait faire pour partir sans laisser place aux regrets ni aux hésitations.

- Mettre de l'argent de côté, discrètement.
- Trouver un nouvel appartement.
- Rassembler ses documents importants.
- Anticiper chaque réaction, chaque obstacle, chaque tentative de rétention.

Elle n'a rien laissé au hasard. Elle a avancé dans l'ombre, méthodique, implacable. Pendant qu'il vivait dans leur quotidien sans rien remarquer, elle, elle préparait son départ comme une mission d'évasion.

Après 14 années de vie communes, ce jour est arrivé, et tout était prêt. Elle n'a pas crié, elle n'a pas cherché à expliquer. Elle a juste agi.

C'est fini. Je pars, la petite sera en garde alternée, elle emmène son second garçon, ravi lui aussi de changer d'air, il est majeur, encore dans ses études, et reste avec maman. Le plus grand a quitté le nid, il navigue en mer, il a réalisé son rêve, mais qu'il est beau dans son uniforme de marin.

Bref, elle n'a rien emporté d'inutile. Rien qui puisse la retenir. Seulement ce dont elle avait besoin pour recommencer ailleurs, différemment.

Et à cet instant, l'univers a dû jubiler. Elle l'a senti, dans l'air plus léger, dans la brise qui caressait son visage alors qu'elle allait vers son avenir.

Le ciel s'est ouvert, baigné d'un soleil éclatant. Un oiseau s'est envolé juste devant elle, comme un clin d'œil cosmique.

Même la radio, dans la voiture semblait célébrer l'instant. Une chanson qu'elle adorait, (une de celles qu'elle écoutait toujours dans ses moments de force), s'est mise à jouer comme si le destin lui envoyait un dernier signe : « Tu as bien fait. » « It's a new day, it's a new life. » « C'est un nouveau jour, c'est une nouvelle vie. » Elle a souri.

L'univers attendait ce moment. Il lui avait envoyé des signaux pendant des années, et elle les avait ignorés. Mais cette fois, elle avait écouté.

Le travail ? Ce sera pour bientôt. Son patron est en sursis, il ne le sait juste pas encore.

Mais aujourd'hui, ce qu'elle savoure, c'est sa victoire silencieuse et le rire de l'univers qui l'accueille enfin dans une nouvelle vie.

Se perdre pour mieux se voir

A 42 ans Phoebe affirme : « c'est bon maintenant, je m'écoute, » en route vers le bonheur (c'est ce que tu crois ma vieille).

Personne ne lui avait déposé le mode d'emploi pour se reconstruire. Elle était sortie de plusieurs enfers, oui. Et ensuite ? Il fallait quoi ? Réapprendre à vivre ? À respirer ? À ressentir ?

Hé bien….Retour aux travers (*on* adore se saboter avec style.)

Elle a fait ce qu'elle connaît par cœur : faire la fête, sortir, se lâcher. Prouver qu'elle existait encore.

Mais en boîte, elle restait dans l'ombre. Ni envie d'être vue. Ni abordée. Elle se sentait en décalage. Comme si son corps refusait de suivre le scénario. Présente, mais absente. Là, sans y être. Comme si elle jouait un rôle qu'elle ne comprenait plus.

Elle croyait vouloir s'amuser. En réalité, elle fuyait ce qu'elle ressentait. Et c'est là qu'elle est tombée dans le piège : rencontre sur le net (ce machin a quand même un côté pratique non ?)

Une histoire, un homme. Une obsession. Mais pas n'importe quelle histoire. Pas un joli truc doux et réconfortant. Elle s'est jetée tête baissée dans un truc sacrément toxique.

Le genre de relation où le respect se noie dans le pouvoir. Un jeu de domination, de contrôle, de soumission. Quelque chose de sombre, intense, dangereux. Une descente abyssale, version 50 nuances, sans l'aspect glamour, ni le contrat. Au début, elle pensait gérer.

« C'est juste un délire, un jeu. »

« Je suis libre, c'est moi qui décide. »
« Ça ne me touche pas, c'est juste du plaisir. »

C'était un mensonge. Un énorme mensonge.

Le réveil est douloureux. Un matin, elle s'est regardée dans le miroir et elle ne s'est pas reconnue. Un regard vide. Une sensation de dégoût. Elle s'était perdue. Elle s'était laissé dévorer. Mais pourquoi ? Pourquoi est elle allée là-dedans ?

Parce qu'elle voulait se punir. Punir d'avoir quitté son conjoint, cet homme si gentil. Punir d'avoir brisé une vie « parfaite » (du point de vue de son entourage, de la société, certainement pas du sien).
Punir d'avoir osé vouloir autre chose. Elle croyait qu'elle méritait ça. Elle croyait qu'elle n'avait pas droit à mieux.

Et là... Le vrai déclic, le changement (et la vraie renaissance). Est-ce qu'elle allait continuer à s'autodétruire... Ou est-ce qu'elle allait rebondir ?

Phoebe décide que plus personne ne la rabaisserai et qu'elle était libre de décider de la vie qu'elle souhaitait. Pour ça...Elle devait changer son regard sur elle-même. Parce qu'avant de croiser SON regard, il fallait qu'elle croise d'autres regards. Les bons. Les vrais. Ceux qui ne demandaient rien en échange. Cette fois, elle a voulu être présente, mais différemment.

Des restos, des cinés, des échanges à refaire le monde autour d'un verre, des débats enflammés sur tout et rien. Elle était là. Pas pour séduire. Pas pour être regardée. Pas pour être désirée. Pour exister autrement. Présente pour ses idées, pas pour son corps.

Et ça, c'était une révolution intérieure. Pour la première fois...

On l'écoutait pour ce qu'elle avait à dire. On débattait avec elle pour son intellect. On cherchait sa présence pour sa culture, son humour, sa manière de voir le monde.

Et ça, c'était mille fois mieux que toutes les anciennes validations. Parce qu'elle n'avait plus à jouer un rôle. Elle pouvait être elle-même.

Et c'est là, au détour d'une soirée, qu'elle a croisé *LE* regard : pas un coup de foudre, pas une explosion, pas une romance sirupeuse.

C'était plus... Inévitable. Comme si leurs âmes s'étaient reconnues avant que leurs cerveaux aient eu le temps de tout analyser. Comme si tout ce qu'elle avait vécu l'avait préparé à *ce* moment-là.

Il n'était pas léger. Il arrivait avec ses bagages, son histoire, ses cinq enfants, et sa mère à la maison. Il avait eu plusieurs vies avant elle. Et malgré ça, Phoebe n'a pas fui. C'était lui. Pas un conte de fées. Pas une promesse facile. Mais une évidence immuable.

S'aimer, ce n'est pas juste tomber amoureux, c'est construire, composer, s'ajuster. Et leur vie à deux n'avait rien d'un long fleuve tranquille.

Il y avait les enfants — les siens, les siens à lui, tous avec leur histoire, leur place à défendre. Il y avait sa mère, présente au quotidien, dépendante, fragile. Ils ont dû apprendre à gouter à la vie ensemble, vraiment. À s'écouter sans se confondre. À faire des compromis sans se sacrifier, à faire de la place à l'autre sans s'effacer.

Phoebe, elle, a compris qu'aimer, ce n'était pas se fondre dans l'autre. C'était être soi, pleinement, et offrir ça à l'autre. Ils ont bâti à leur rythme. Avec des mots, de l'affection, de la complicité et beaucoup de patience.

Et puis il y avait ça. Lui : sa présence, son regard sans jugement, sa façon de l'aimer… entière, constante, sans conditions.

Phoebe n'avait jamais reçu un amour pareil. Pas un amour bruyant, pas des grandes déclarations, mais un amour qui reste. Un amour qui l'écoute quand elle doute, qui la soutient sans l'écraser. Un amour qui ne veut rien réparer ou corriger, juste l'accompagner. Il voyait ses failles, ses peurs. Et il restait. Toujours. Sans exiger qu'elle soit autre chose que ce qu'elle est. C'était peut-être ça, la vraie sécurité, pas celle des murs ou des habitudes, mais celle qu'on trouve dans un regard qui dit : « *Je te vois. Et je t'aime quand même.* »

Ce n'était pas l'amour de ses rêves. C'était mieux. C'était l'amour tout simplement.

Et Phoebe épousera Monsieur Poirier, Le petit rêve éveillé qu'elle se passait en boucle lorsqu'elle avait 11 ans est devenu réalité, incroyable non ? Et pourtant, c'est arrivé.

Et si ce n'était pas ça réussir ?

Phoebe Poirier, 45 ans, était heureuse. Sa vie avait trouvé un équilibre. Ses enfants allaient bien. Sincèrement. Profondément. Pour la première fois depuis longtemps. Elle aimait et elle était aimée. Mais Phoebe était aussi faite de feu. Et ce feu ne dormait jamais très longtemps.

Elle avait besoin d'élan, d'élargir l'horizon, de se dépasser. Juste pour voir. Pour sentir. Pour en profiter encore plus fort. Et puis, maintenant qu'elle avait appris à se tenir debout et bien droite, pourquoi ne pas voir jusqu'où ses jambes pouvaient la porter ?

C'est comme ça qu'elle a décidé de reprendre ses études. (Et oui encore). Mais pas n'importe quelles études... Une formation de niveau Bac plus quatre : responsable comptable. Rien que le titre, ça en jette non ?

L'équivalent de deux années de formation scolaire en six mois. Un centre ultrasélectif, ambiance élitiste et pression maximale. Des cours, des examens, des attentes toujours plus grandes.

L'objectif ? Devenir cadre...Briller...Être enfin reconnue pour sa valeur.

Démission en poche, (au revoir patron, de toute façon, tu étais en sursis) soutenue par son époux, allez, c'est parti pour encore plus d'évolution professionnelle.

Elle s'était imaginé la montée comme une consécration. Une reconnaissance évidente. Un tremplin vers une vie encore plus grande. Elle s'est retrouvée dans des salles de cours où chaque mot pesait une tonne. Entourée de jeunes loups, formés pour l'excellence. À jongler entre ses cours, ses révisions. Les nuits blanches à réviser. Les examens où la pression était plus forte que l'envie de réussir. L'impression constante de devoir prouver sa légitimité.

Phoebe ne lâche rien. Elle a bossé comme jamais. Evidemment qu'elle a validé ses examens, mais à quel prix ?
Le monde de l'entreprise, lui, n'avait pas reçu le mémo sur son ambition. Elle avait lutté pour gravir les échelons, pour avoir ce poste à responsabilité, pour entrer dans la cour des grands. Et elle l'a eu.

Sauf que... Un patron qui la voit comme un pion à exploiter. Des collègues plus occupés à jouer la politique, ou critiquer tout ce qui peut l'être qu'à bosser réellement. Un stress qui la bouffe de l'intérieur.

Et chaque matin...Une boule au ventre avant d'aller travailler. Un vide intérieur grandiose.
Une sensation étrange... comme si elle s'était trompée de chemin.

Et puis un jour, le jour de trop. Une humiliation. Un choc. Un surmenage. Peu importe ce que ça a été. Mais ce jour-là, une vérité a éclaté dans son esprit:

« Je me suis trompée. Je cours après un truc qui ne me rend même pas heureuse. »

La claque monumentale, la remise en question brutale. Et si la réussite qu'elle avait toujours poursuivie... n'était pas la vraie réussite ? Et si tout ce qu'elle croyait vouloir... n'était qu'une illusion bien emballée ?

Parce que c'était quoi, *réussir* ? Gagner plus ? Avoir un titre prestigieux ? Se tuer à la tâche pour prouver qu'on valait quelque chose ? Et si tout ça... c'était du vent ?

Ce jour-là, Phoebe avait commencé à regarder la vie différemment. Elle n'en avait pas encore les mots. Juste un vertige, une certitude. Mais quand les évidences s'écroulent, quelque chose d'authentique peut enfin émerger. Et parfois, la vraie transformation... Elle commence quand on ne peut plus continuer *comme avant...*

Tout va bien (ou pas)

Un nouveau virage, une nouvelle décision. Et l'univers qui souffle : « Enfin ! » Sortir du monde corporate froid et impersonnel des grandes sociétés. Bye bye la pression. Bonjour l'humain.

Phoebe devient comptable dans une association d'aide à la personne. Enfin un travail qui résonne avec son cœur. Des chiffres au service de quelque chose de plus grand, de plus doux. Elle est heureuse. Alignée. Tout va bien. Enfin... c'est ce qu'elle croyait.

Parce qu'à l'intérieur, quelque chose grince. Un malaise diffus. Une tension. Comme un fil invisible qui tire en arrière. Elle met ça sur le stress, la fatigue. Elle rationalise. Jusqu'au jour où son corps dit stop.

En voiture, musique à fond. Et soudain : le cœur qui explose, le souffle coupé, les mains moites, les jambes qui flanchent. Une crise de panique. Une vraie. Elle freine en urgence. Tremblante. Incapable de comprendre. Phoebe, la survivante de tant de tempêtes, paniquait sans raison ? Et ce n'était que le début. Le tout début.

D'autres crises suivent. Toujours en voiture. Toujours aussi violentes. Les examens ne montrent rien. Le corps, lui, crie quelque chose que la tête ne comprend pas encore.

Parce que quand on passe sa vie à encaisser, un jour, ça explose. Son âme tapait à la porte.

Partie 4
L'appel de l'intérieur

Le plus grand bouleversement commence toujours à l'intérieur, quand l'âme refuse enfin de se taire.

Et si tout ce bazar avait un sens ?

Chaque matin, un poids dans la poitrine à l'idée de monter dans sa voiture. Un souffle court. Le cœur qui déraille au moindre feu rouge. Phoebe ne sait plus si elle a peur de l'accident ou de la vie elle-même.

Elle a donc cherché de l'aide. Pas dans un livre. Pas sur Internet. Au boulot. Une formation banale de secourisme. PowerPoint, mannequins, gestes à apprendre. Et Nathalie. Une femme calme, posée. Différente. À la fin de la journée, elle glisse doucement :

— « Je suis aussi sophrologue. » Si jamais tu veux respirer autrement…

Le mot « autrement » résonne.

Quelques semaines plus tard, Phoebe prend rendez-vous. Elle ferme les yeux, respire, s'évade. Une prairie. Un ruisseau. La paix. Mais à chaque fin de séance, le mur revient. Le gris. L'angoisse.

Nathalie le sent. Et un jour, elle lui tend une carte :
— « Tu fais un beau travail. Mais ce que tu vis semble plus ancien. Plus profond. Je connais quelqu'un. Laeti, énergéticienne. » Phoebe garde la carte. L'oublie. La retrouve. Trois fois. Puis elle envoie un message.

Laeti répond. Doucement. Une date. Une adresse. Phoebe doute, mais elle y va. À reculons. Devant la porte, elle hésite. Puis elle sonne. Laeti ouvre. Une femme simple. Pas de discours mystique. Juste présente. Phoebe s'installe. Laeti la regarde, puis dit :

— « Tu portes beaucoup. Et toutes ces larmes qui n'ont jamais coulées »

Phoebe reste figée. Parce que cette phrase, c'est elle. Le soin commence. Et quelque chose lâche. Une chaleur. Un apaisement. Et les larmes viennent. Pas des larmes de douleur. Des larmes de libération.

À la fin, Laeti dit simplement :
— « Tu es une guérisseuse, Phoebe. »

Phoebe rit. Nerveusement. Elle ne s'attendait pas à ça. Laeti ne discute pas. Elle sourit :
— « Je sais que tu reviendras. »

Et quelques jours plus tard… Phoebe est revenue.

Quand l'univers te répond plus vite que ton opérateur mobile

Phoebe avait trouvé son truc. Laeti organisait des ateliers de méditation. Elle y est allée par curiosité. Elle est restée par évidence.
Un cercle de femmes. Un éclairage tamisé. Une énergie bienveillante dans l'air.

Autour d'elle, des femmes blessées. Chacune avec son histoire, ses tempêtes, son rythme. Et surtout, cette quête commune de souffle et de soi.

Phoebe s'y sentait à sa place. Comme si quelque chose d'ancien se réveillait. Dès les premières séances, tout s'est mis à bouger. Un esprit plus clair. Un corps plus léger. Une énergie nouvelle.

Elle adorait ça. Fermer les yeux. Respirer. Descendre doucement en elle. Chaque méditation devenait un espace de reconnexion. Un rendez-vous sacré. Elle vibrait. Comme si son âme dansait un slow cosmique avec l'univers.

Elle, qui pensait que la spiritualité, c'était des gens en blanc, des mantras et des bols chantants... Découvrait un feu doux, intérieur. Un courant puissant. Une expansion sans discours.

Un jour, elle ressentait une puissance folle. Le lendemain, elle captait des messages sans mots. Le surlendemain, elle comprenait qu'elle avait toujours eu accès à tout ça.
Et doucement... au revoir les attaques de panique.

Passer à l'action

Après deux ans d'ateliers de méditation, une formation en soin énergétique, un an d'exploration intérieure… Phoebe commençait même à ressentir des boules de chaleur dans ses mains, preuve que ses talents de magnétiseuse n'étaient plus un secret pour son corps. Cette fois, elle le sentait : le moment d'agir était venu.

Elle avait un bon job. Mais une fois qu'on sait ce qu'on veut vraiment… difficile de faire semblant. Elle a négocié un temps partiel : moins d'heures au bureau, plus de temps pour bâtir son rêve. Un pied dans chaque monde. En douceur.

Elle a trouvé un petit local dans un centre de thérapies douces. Créé un cocon chaleureux. Avant, elle aurait attendu des années. Là, elle y est allée. Parce que tout en elle disait que c'était juste. C'était magique...

Mais le syndrome de l'imposteur ne s'est pas fait prier.
— « Qui suis-je pour aider les autres ? »
— « On va me prendre au sérieux sans diplôme ? »
— « Et si je ne suis pas assez ? »

Elle savait qu'elle était compétente. Elle avait vu les résultats. Mais elle ressentait encore ce besoin de validation. Alors, elle a cherché une formation. Pas pour apprendre à ressentir. Mais pour affirmer : « Oui, j'ai ma place. » Et hop. Un certificat de thérapeute énergétique en poche !

Un an plus tôt, elle n'aurait jamais imaginé être là. Aujourd'hui, elle construisait sa nouvelle réalité. Elle alliait l'invisible et le concret. Elle avançait avec foi, avec cœur. Avec un petit peu de courage aussi. Et surtout... elle osait y croire.

J'y vais... mais je me cache

Ce n'était pas la faute des astres. Ni de l'univers. Ni même du marketing. C'était elle. Sans le vouloir, Phoebe sabotait tout.

Règle n°1 : Ouvre un cabinet... mais ne le dis à personne. Pas de pub. Pas de post. Pas de bouche-à-oreille.
— « Si c'est ma mission, les gens viendront. »

Spoiler : « ils ne venaient pas. »

Règle n°2: Des prix tellement doux qu'ils en deviennent invisibles.

— « Payez ce que vous voulez » → Réultat : souvent 0 €.

— « On verra plus tard » → on ne voyait jamais.

Elle voulait aider. Son banquier aurait préféré qu'elle en vive.

Règle n°3 : Sois présente... mais dans ton salon.

Laeti lui disait : « Montre-toi. » Phoebe a lu 14 livres. Repeint les murs. Trié ses stylos. Adopté une plante. Bref : elle a tout fait. Sauf se montrer.

Règle n°4 : Dire oui à tout... sauf à soi-même.

Soin gratuit pour la voisine de la cousine du boucher. Messages à minuit. Rendez-vous à l'arrache. Mais quand il fallait parler d'elle, de ce qu'elle faisait, de ce qu'elle valait ? Silence radio.

Elle croyait agir. En fait, elle se planquait.

Et le plus fou ? Ce n'était même pas de la peur. C'était l'impression qu'elle n'avait pas encore le droit. Pas encore assez prête. Pas encore assez légitime.

Partie 5
L'effondrement

Parfois, il faut que tout s'effondre pour entendre enfin ce qui grondait sous la surface.

La descente en enfer
Oui, c'est ça l'enfer sur terre

Phoebe a fermé le cabinet. Si quelqu'un sait quand dire stop, c'est bien une comptable.

Phoebe est tombée. Chute libre, sans avertissement, sans airbag, sans personne pour la retenir.

Les attaques de panique sont revenues après deux ans de tranquillité. Plus intenses, plus sourdes, plus vicieuses. Mettre un pied dehors déclenchait l'alerte maximale. Son cœur tapait comme un tambour de guerre, ses mains moites glissaient comme si elle venait de serrer la main d'un poulpe trempé, et son cerveau activait son programme préféré : évacuation immédiate.

Aller au travail devenait une expédition. Son corps disait non dès le hall d'entrée, si toutefois elle avait survécu au trajet. L'air du bureau semblait plus rare que l'oxygène sur Mars. Bien sûr, les collègues voyaient bien que quelque chose clochait.

— « T'as pas l'air bien, ça va ? »

— « Oh t'inquiète, un p'tit café et ça repart ! »

— « C'est le stress, faut juste souffler un coup ! »

Souffler ? Quand ton corps déclenche une guerre nucléaire interne, le petit coup de souffle magique, ça ne suffit pas.

Les choses simples devenaient inaccessibles. Faire les courses, par exemple, c'était déplacer une montagne. À chaque bip en caisse, un compte à rebours dans sa tête. Toujours la même question : « Et si je fais une crise ici, au milieu de tout le monde ? Est-ce qu'on me laisse mourir entre la mozzarella et le jambon sec ? » Elle tendait sa carte bancaire comme on dépose un testament, et quittait le magasin comme une survivante d'une épreuve d'immunité, hagarde, vidée, en nage.

Sortir devenait impossible. Voir des amis, même une heure, était inenvisageable. Imaginer rester assise, écouter sans pouvoir fuir, suffisait à déclencher l'angoisse.

Les restos ? Rayés de sa vie. Trop de monde, trop de bruit, trop d'inconnu. Elle inventait des excuses, refusait les invitations.

Cette anxiété prenait toute la place. C'était comme avoir une radio allumée en continu dans la tête, une fréquence panique, volume max. Une voix intérieure qui hurle, qui interrompt tout. Tu ne peux plus entendre les autres. Tu es là physiquement, mais mentalement, enfermée dans une pièce sans fenêtres, avec ce cri qui ne s'arrête jamais. Et au summum de la crise, cette sensation nette : « Je vais mourir ici, sur place. »

Elle assistait à sa propre disparition. Elle voyait sa vie lui échapper, morceau par morceau. À l'intérieur, elle n'était plus là.

Elle ne comprenait pas encore pourquoi tout avait lâché d'un coup. Mais quelque chose, en elle, savait : ça ne venait pas de nulle part.

Mode d'emploi pour exploser en beauté

Tout commence quelque part. Dans la famille de Phoebe, les émotions n'avaient pas leur place : la souffrance circulait à pas feutrés, les questions restaient sans réponse. Dès l'enfance, elle a appris à ravaler ce qui débordait, à composer avec la douleur plutôt que de l'exprimer.

Un père absorbé par ses propres failles, une mère présente mais droite et silencieuse. Personne ne parlait de ce qui pesait. À l'extérieur, tout paraissait normal ; à l'intérieur, Phoebe absorbait tout, souvent trop. Comme si sa sensibilité était une gêne, l'adaptation est devenue un réflexe : observer sans questionner, retenir ses larmes, afficher un sourire même quand la gorge se serre.

Cette enfance a construit des fondations invisibles. Peu à peu, des croyances, des certitudes, des automatismes se sont forgés et sont venus façonner toute sa vie.

Quand l'émotion est jugée encombrante, elle se cache. Si la force et le silence sont valorisés, les blessures deviennent des secrets, portés comme une honte intime. L'amour, offert au compte-goutte, finit par sembler conditionnel : à gagner à force d'efforts, de dévouement, de sacrifices.

Tout cela s'est intégré sans qu'elle le choisisse. Ces héritages se sont infiltrés, tout comme l'air qu'on respire. Plus tard, c'est devenu naturel pour Phoebe de répondre aux attentes, de réussir, de faire bonne figure, de rassurer, de donner sans limites – même quand l'intérieur se consumait.

Avec le temps, le syndrome du caméléon s'est installé : s'adapter à chaque ambiance, changer de couleur pour plaire, se fondre dans le décor pour ne jamais déranger. Ces mécanismes de défense, installés dès l'enfance, ont construit des masques : celle qui va bien, celle qui ne dérange pas, celle qui fait plaisir, celle qui rassure tout le monde. L'écart s'est creusé entre ce que Phoebe montrait et ce qu'elle vivait à l'intérieur.

Derrière ces masques, la vulnérabilité s'est installée. Ne pas savoir poser de limites, taire ce qui fait mal, chercher l'amour à tout prix : tout cela a ouvert la porte à la répétition des violences, des relations toxiques. Cet effacement, cette adaptation permanente, ont fabriqué un terrain fragile, jusqu'à perdre la capacité de dire non, de se protéger, de reconnaître l'inacceptable.

Ce système a fonctionné... jusqu'au jour où le corps a fini par dire non. Une crise, un vertige, un effondrement : la structure a cédé d'un coup. Parce que les fondations étaient fragiles, bâties sur la peur, la retenue, la fidélité invisible aux douleurs et souffrances accumulées.

Ce n'est qu'en osant regarder en face ce qui a brisé la structure que la reconstruction devient possible.

Souviens-toi

Pendant longtemps, j'ai regardé ma vie défiler sans y prendre part. Spectatrice, pas actrice. Prisonnière d'un scénario que je n'avais pas écrit. Mais aujourd'hui, c'est moi qui reprends la plume. Avec mes mots, mes émotions, sans détours. Cette histoire, c'est la mienne.

J'ai 51 ans. Je suis au bord de la piscine. Le souffle court. C'est l'été, et pourtant il fait si noir dans mes yeux. Mon corps refuse d'agir. Mon regard est vide. Je ne parle plus. Ou alors, quand j'essaie, ce n'est pas ma voix, c'est celle d'une enfant. Je ne me reconnais plus. Même mon reflet me fait peur.

— « Arrêt maladie immédiat. Reposez-vous. Antidépresseurs et anxiolytiques, ok ? »

— « Oui. C'est ok. »

Je suis entrée dans un néant soigneusement fabriqué par mon inconscient. Un blackout émotionnel. Comme si mes souvenirs remontaient à la surface avec fracas. Un matin, je me suis réveillée, mais quelque chose en moi n'a pas suivi.

— « Coucou, c'est nous, tes traumas ! On squattait le grenier. Surprise, on s'installe au salon. »

Tout en moi régresse : mes larmes, mes gestes, ma voix. Une petite fille surgit, muette pour se protéger, absente pour tenir debout.

J'ai cru avoir tourné la page, fait le travail. Mais la mémoire attend son heure. Un jour, elle frappe, et tout revient.

Les crises d'angoisse ne prévenaient plus. Elles débarquaient comme des voleurs. La sensation de mourir, encore et encore. Et puis, au cœur du chaos, toujours la même image... *Je suis allongée sur une route. Les pompiers me font un massage cardiaque. Autour, des gens rient. Pas de compassion. Des moqueries. Ce n'est pas moi, adulte. Et pourtant, c'est moi. En train de mourir intérieurement.* Cette fois je n'ai pas chassé cette image. Je ne la refoule pas, je la regarde. Et là, tout remonte...

Mon père. Ma chambre. L'agression à 14 ans. Je me souviens de chaque seconde. Il y avait lui, l'agresseur, et les autres. Ceux qui ne faisaient rien. Ceux qui regardaient. Qui riaient. Qui disaient : « C'est pour rire. » Ceux qui ont laissé faire. Puis les garçons du collège. Chaque souvenir claque comme un coup de tonnerre. Les sensations affluent, comme si c'était hier.

Je croyais avoir oublié. J'avais juste enfoui. Tout était là, tapi sous ma peau.

Maman, ce soir-là, tu as ri quand il s'est trompé de chambre. Tu n'as rien vu. Tu n'as rien voulu voir

Les garçons du collège... Leurs regards, leurs mots, leurs gestes. Ils me suivaient dans les couloirs en lançant des remarques salaces. Ils m'appelaient par des surnoms humiliants. S'approchaient trop près, frôlaient mon corps « pour rire ». Parfois, ils faisaient semblant de me toucher, juste pour voir ma peur. Et plus je me taisais, plus ils riaient fort. Je devenais invisible. Parce que résister, c'était pire. Mon corps était devenu un objet. Et j'avais fini par croire que ce n'était pas si grave.

Et puis, il y a eu la vie de femme battue. Là, ce qu'il restait de confiance en moi s'est effondré pour de bon. Chaque coup, chaque humiliation, venait confirmer cette vieille croyance : je ne vaux pas mieux. J'ai cru que je n'étais qu'une coquille vide, qu'un corps bon à être brisé. L'estime de soi ? Je ne savais même plus à quoi cela ressemblait.

Mais les blessures ne disparaissent pas. Elles deviennent des réflexes. Des croyances. Des relations bancales.

J'ai aimé ceux qui ne m'aimaient pas et accepté l'inacceptable. J'ai donné mon corps pour me sentir exister. J'ai tout fait pour être aimée. J'ai toléré l'intolérable. Parce que la souffrance m'était familière.

Mais aujourd'hui, je vois. Et aujourd'hui, je décide de ne plus porter ce fardeau.

L'incendie intérieur

Je suis aimée, vraiment, et j'aime autant. Je me sens en sécurité. Un soir, mon mari est rentré. Il m'a souri, m'a embrassée sur le front, et m'a dit, comme une bonne nouvelle :

— « Cet été, on ira au Portugal avec ma mère. Tous ensemble. »

Une phrase banale, pleine de bonnes intentions. Mais dans mon ventre, une alarme s'est déclenchée. Un non intérieur, froid, raide. Un frisson a traversé mon corps. Et un souvenir enfoui : celui du consentement volé. Je n'ai rien dit. J'ai souri, bien sûr. Mais ce soir-là... quelque chose a bougé.

C'est là, le lendemain, que les attaques de panique ont repris. Cette phrase, anodine en apparence, a été le déclencheur de cette deuxième série d'angoisses, encore plus violentes. Impossible à croire, impossible à maîtriser. C'était reparti, sans prévenir.

Tout devenait menaçant. Mon corps sonnait l'alerte, un danger profond, ancien, invisible. Ce n'étaient pas les vacances, ni sa mère : c'était ce que je ne voulais pas voir.

Encore une décision prise sans moi, encore une phrase posée sur ma vie sans mon accord, encore ce moment où on décide à ma place, même avec tendresse... mais sans me demander mon avis.

Et là, la porte a cédé. Violente, incontrôlable. Celle que j'avais scellée à double tour. Celle derrière laquelle j'avais enfermé l'indicible. Ce que mon cerveau voulait oublier, mais que mon corps, lui, n'a jamais cessé de porter.

Ce n'est pas moi qui ai ouvert la brèche, c'est mon corps. Mon fidèle allié muet, celui qui a encaissé toutes les violences, tous les refus, toutes les fois où j'ai dû ravaler ce que je ressentais. Il a décidé que c'était terminé. Il a tout lâché.

La déferlante est arrivée. Celle qui broie, qui retourne, qui ne laisse rien derrière. Je n'ai rien contrôlé. Rien anticipé. J'ai pris la vague en pleine face. Et quand elle s'est retirée... il ne restait que le brasier.

Une rage brûlante, primitive. Le cri que je n'avais jamais pu hurler. Le cri de l'enfermement, du consentement volé, de la petite fille figée. Le cri de la femme empêchée de s'exprimer. Ce n'était plus une crise. Ce n'était plus un trop-plein. C'était la vérité à l'état brut, sous forme de lave. Violente, douloureuse, libératrice.

J'ai pleuré. J'ai tremblé de tout mon être. Chaque cellule racontait son histoire. Chaque souvenir refoulé trouvait enfin sa sortie. Et cette fois… je n'ai rien retenu. Je n'ai pas calmé. Je n'ai pas tenté d'expliquer. Je n'ai pas joué à la spiritualité lumineuse. J'ai laissé brûler.

Parce que c'était ça… ou mourir étouffée sous tout ce que j'avais tu.

Ce n'était pas une rechute. Ce n'était pas un mauvais passage. Ce n'était pas une faiblesse. C'était une combustion.

Tout ce que j'avais enfoui, camouflé… s'est embrasé. Et dans les flammes, il n'y avait plus de rôle à jouer. Plus de masque. Plus de carapace. Seulement moi. À vif. Et quand le feu s'est tu, quand les larmes ont séché, quand la nuit a retrouvé son calme… il ne restait que moi en cendres.

L'éveil en kit
(Et autres mirages bien emballés)

Une fois l'embrasement consommé, j'ai voulu me relever. Pas juste aller mieux à coups de citations inspirantes ou de mantras collés sur le frigo.

J'étais en colère, furieuse, même. J'aurais bien envoyé une plainte au service après-vente de l'univers. Apparemment, il ne prend pas les réclamations.

Alors j'ai plongé dans ce que je connaissais : conférences. Méditations. Soins énergétiques. Respiration consciente. Tout ce que j'avais croisé, tout ce qui m'avait touchée, je l'ai ressorti. Parce que c'était vrai. Parce que ça m'avait fait du bien. Parce que j'y ai vécu des moments puissants, parfois même bouleversants.

Mais cette fois, rien à faire, connexion perdue...Mon corps disait stop, mon mental saturait. Et mon cœur, lui, murmurait : « de l'apaisement et moins de concepts. »

J'ai vu un autre visage de cette fameuse quête.

L'éveil 2.0, ce n'est pas toujours une ascension zen vers la paix intérieure. Parfois, c'est un joli labyrinthe, lumineux, avec des pancartes motivantes à chaque pièce, mais qui t'envoie dans toutes les directions... sauf la tienne.

C'est une foire bienveillante où tu peux tout consommer : ton alignement vibratoire. Ta mission d'âme, la reconnexion au féminin sacré. Tu peux aussi acheter le programme active ton potentiel lumière, (version trois ou six modules, selon ton budget).

Tu veux rééquilibrer ton karma ? Il y a une chaîne dédiée.

Libérer les mémoires de ton corps ? Une retraite dans la forêt, tambour inclus.

Quelle est ta fréquence ? Une masterclass à 999 euros, PDF téléchargeables et replay éternels offerts.

Réparer ton enfant intérieur en 12 jours chrono.

Réactiver ton chakra de l'abondance en 3 respirations sacrées.

Libèrer ta lignée maternelle et gagne un tote bag.

Tout est bien présenté, et souvent sincère, oui.

Mais parfois flou. Et parfois... Culpabilisant surtout quand les résultats escomptés ne sont pas là. Avec le temps, j'ai commencé à percevoir les contradictions.

Un jour, on t'explique que tout se vit ici et maintenant. Le lendemain, que tu dois absolument créer un futur plus aligné.

Certains disent que tout est écrit. D'autres que tu es souveraine de ta réalité.

Tu dois te détendre, mais aussi retravailler ton passé, et méditer.

Tu dois désactiver tes schémas, et activer ta vibration intérieure.

Sinon ? C'est que tu n'as pas encore « fait le boulot »

Et moi, là-dedans, j'avançais en me disant que je devrais peut-être faire plus. Mais intérieurement, je surchargeais.

J'en avais assez de courir après une version améliorée de moi-même. De toute façon, c'était mentalement impossible. J'étais fatiguée de croire que je devais toujours vibrer plus, m'aligner davantage, changer encore et encore. À force, je ne me trouvais jamais à la hauteur.

Et puis, un jour, j'ai pensé au Moyen Âge. Oui, c'était brutal. Les dogmes imposés, la foi contrôlée, les bûchers pour « les trop sensibles. » Mais la quête spirituelle, elle, était viscérale, pas tendance, pas monétisable, pas un module sur Zoom. C'était un mystère, pas une liste de choses à faire.

Aujourd'hui, on ne brûle plus les femmes qui ressentent, on les invite à un stage de guérison quantique à 1200 euros, repas Vegan inclus.

Et ça aussi, quelque part, ça interroge.
Au fond, le vrai business d'Internet, ce n'est pas toujours de guérir. C'est vendre. Des formations, des concepts, des promesses bien emballées. Mais la douleur, elle, ne rentre pas dans un module. Elle demande juste à être écoutée.

Alors j'ai fait machine arrière, j'ai arrêté les inscriptions aux conférences et les abonnements aux chaînes dites « spirituelles.» J'ai fait du tri. J'ai allégé. Je garde ce qui m'apaise, les pratiques simples, les personnes vraies.

Je n'essaie plus d'atteindre un sommet invisible. Je n'ai plus besoin de transformer chaque émotion en mission glorieuse. Je suis là. Et ça me suffit.

J'ai aussi pris du recul sur autre chose : les guidances. Les cartes, les tirages, le pendule.

Certains médiums sont bluffants, c'est vrai. J'ai vécu des moments où les mots faisaient vibrer des cordes très intimes. Mais j'ai aussi vu autre chose.

Des personnes incapables de prendre une décision sans un tirage. Des vies entières suspendues à la validation d'un message canalisé. Comme si notre libre arbitre devait toujours demander la permission à l'invisible.

Oui, une guidance peut-être précieuse. Oui, elle peut ouvrir une brèche, inspirer un mouvement, poser une question juste. Mais elle ne doit jamais devenir une béquille. Encore moins un pilote automatique.

Un médium peut éclairer. Mais ne certainement pas décider à ta place. Un oracle peut indiquer une direction. Mais tu restes celle ou celui qui marche. Et un pendule n'est pas une autorité spirituelle.

Il y a de l'enchantement dans ces outils. Mais le discernement est encore plus vénérable.

Alors aujourd'hui, je les utilise différemment. Je reçois. Je laisse infuser. Et je m'appuie sur ce que je sens vraiment. Pas sur ce que je projette. Pas sur ce que j'ai envie d'entendre. Juste ce qui vibre droit, simple, évident.
Parce que l'intuition, la vraie, elle n'hurle pas depuis YouTube. Elle chuchote, quand tu respires calmement.

J'allais encore commander un énième livre intitulé « Active ton éveil en 21 jours. » Et là, j'ai éclaté de rire. Un vrai. Un bon. Un de ceux qui claquent comme une évidence.

Une petite voix a soufflé dans ma tête (message de mes guides et ce n'est pas une blague):
« T'as déjà tout, ma grande. T'as juste oublié que t'as le droit d'arrêter. »

Je n'ai pas atteint un niveau supérieur. Je ne suis pas complétement illuminée et ça me va.

Partie 6
S'ancrer dans la lumière

Tu n'as pas à devenir quelqu'un d'autre. Tu as juste à te souvenir de qui tu es.

Une pause rien que pour moi

Trois mois à tester, à essayer, à chercher. Livres, vidéos, soins. Laeti a nettoyé énergétiquement tout ce qu'elle a pu (merci à elle), j'ai vu une psy, un psychiatre, une hypnothérapeute, j'ai fouillé mon passé comme un détective... Mais une évidence s'est imposée : avant de guérir l'âme, il fallait apaiser le corps.

Je voulais juste sortir. Sortir sans avoir peur. Conduire sans sueurs froides. Manger sans avoir la gorge serrée. Retrouver une vie sociale. Revenir à la femme rigolote et présente.

Et c'est là que je suis tombée sur ce programme. Comme une pub qui aurait su viser juste. Guérir de l'anxiété. Un Phénix. Renaître de ses cendres. Oui, j'ai cliqué. Et oui, ce n'était pas donné. Entre thérapie et voiture d'occasion, j'ai choisi « moi.»

Le secret du programme ? Respire, bordel ! Et on m'a enfin expliqué ce qui se passait dans mon crâne. Mon système sympathique (mode panique) carburait à plein régime, pendant que le parasympathique (mode zen) faisait la sieste. J'étais en alerte permanente. En guerre contre un ennemi invisible. Et mon corps n'en pouvait plus.

Grâce au coaching, j'ai appris à remettre du calme là-dedans. À bouger. À respirer. À arrêter de me battre contre moi-même et surtout mes émotions. J'ai découvert que je n'étais pas cassée. J'étais juste en surcharge. Mon corps avait besoin de repos, pas de reproches. Et surtout, j'ai rencontré une coach qui me comprenait. Elle avait connu ça. L'angoisse. Les doutes. Le sentiment d'être piégée dans son propre corps. Elle en était sortie. Et moi aussi, j'allais en sortir.

Petit à petit, j'ai respiré plus librement. J'ai conduit sans penser à la mort. J'ai retrouvé mes jambes, mon souffle, ma légèreté. L'anxiété a commencé à me lâcher la grappe. Je crois même qu'elle est partie faire un tour au bord de la mer. Qu'elle y reste.
Et moi, j'ai pu recommencer à vivre. Pas à survivre.

Maintenant que je retrouvais une base solide, je pouvais enfin aller voir plus loin. Pas pour fuir. Mais pour avancer. Vers la vraie guérison de mes blessures.

Le chemin de la guérison

J'ai passé un certain temps à explorer mes blessures, à les nommer, à essayer de comprendre le chaos intérieur. J'ai lu, questionné, creusé. Partout, je tombais sur des réponses en kit, jamais sur une solution clé en main. Tout semblait éparpillé entre les livres, les stages, les conseils glanés ici ou là.

Un jour, j'ai arrêté de vouloir tout comprendre. Ras-le-bol de chercher la méthode miracle. J'ai décidé d'avancer, même sans tout décoder. Ça s'appelle faire confiance... ou lâcher l'affaire, selon les jours.

Aujourd'hui, je respire plus librement, sans décortiquer chaque situation, chaque pensée. Oui, j'ai traversé l'abandon, le rejet, la trahison, l'humiliation, l'injustice. Ça fait partie de mon histoire, mais ça ne dicte plus ma vie.

Les mots, les prises de conscience, c'est bien. Mais la vraie transformation, elle ne sort pas d'un mode d'emploi ni d'un gourou. La seule clé, c'est moi. C'est mon regard, mes choix, ma façon de me relever (même bancale).

Guérir, ce n'est pas cocher des cases : c'est vivre, tomber, se relever, recommencer, et surtout arrêter de s'excuser d'exister.

Un petit conseil, au cas où tu aimes les raccourcis : avant d'agir, demande-toi si c'est vraiment toi qui es aux commandes... ou si c'est encore ta vieille blessure qui s'invite au poste de copilote (et adore commenter le trajet).

J'apprends à laisser mes blessures sur la banquette arrière. J'ose être qui je suis, imparfaite, entière, un jour à la fois. Parfois je brille, parfois je pédale dans la semoule, mais j'avance, et franchement, c'est déjà pas mal.

Je ne cherche plus la baguette magique. La clé de la guérison, c'est moi.

Et le futur, dans tout ça ? On ne peut pas tout prévoir. Parfois, il suffit de lever le pied, de profiter du paysage et de laisser la vie surprendre. (Spoiler : personne n'a jamais reçu la carte routière à l'avance.)

Le pardon libérateur

Pendant longtemps, le mot pardon me crispait. On me le présentait comme une étape incontournable, comme s'il suffisait de dire « je pardonne » pour se libérer.

Moi, je voulais d'abord qu'on reconnaisse les faits. Qu'on nomme la douleur. Qu'on ne me demande pas de tourner la page alors qu'elle n'avait même pas été lue.

Et puis, j'ai compris que le pardon, le vrai, ne concerne pas les autres. C'est un geste intérieur. C'est renoncer à porter le poids de ce qu'on ne peut pas changer. Pas pour excuser. Pour avancer.

Mon père est mort sans avoir répondu à mes questions. Peut-être a-t-il su. Peut-être a-t-il vu. Mais ça ne changera pas ce qui a été. J'ai regardé ce qu'il portait, ce qui l'avait abîmé, ce qu'il avait transmis sans le vouloir. J'ai vu l'héritage de violence, des maux non exprimés, d'hommes qui n'ont jamais appris à aimer autrement que par la peur ou le contrôle.

Et j'ai décidé que cet héritage s'arrêterait avec moi.

À quatorze ans, des garçons — aujourd'hui adultes — m'ont volé mon corps, mon innocence, ma présence. Ils savent aujourd'hui. Ce qu'ils ont fait. Ce qu'ils ont pris. Ce qu'ils ont détruit. Je ne porte plus la honte à leur place.

Le collège a été un autre terrain de violences. Des rires cruels, des gestes déguisés en plaisanteries, des regards qui salissent. Des adultes autour qui ne voyaient rien, ou faisaient semblant. Moi, je me taisais. Parce que résister, c'était pire.

Et puis, il y a eu l'homme qui m'a battue. Lui aussi a suivi l'exemple de son propre père. Pris dans la répétition du même schéma destructeur, il n'a jamais su s'en libérer.

Après avoir fait subir la même violence à d'autres, il a fini par mettre fin à ses jours. C'est une histoire tragique, qui prouve à quel point le poison de la souffrance transmise peut tout emporter, jusqu'à l'espoir lui-même.

Ma mère n'a pas su me protéger. Elle m'a regardée m'éteindre, sans comprendre. Elle aussi avait appris à tenir sans jamais demander. À encaisser. À faire comme si. Je n'excuse pas. Mais je comprends. Et comprendre me libère.

Mais ce que je me suis infligé, ensuite, a été plus profond encore. M'éloigner de moi. Me couper de mon corps. Penser que je ne valais pas mieux. Rejouer les mêmes schémas. Chercher à être aimée, coûte que coûte. Me punir pour ce que d'autres avaient fait.

Aujourd'hui, je regarde tout ça. Non pas pour y replonger, mais pour déposer ce fardeau. Et surtout, pour me pardonner.

Je me pardonne mes mots étouffés, mes concessions, mes fuites. Je me pardonne de ne pas avoir réagi plus tôt. D'avoir survécu comme j'ai pu.

Ce n'est pas une belle phrase de fin. C'est un acte. Une décision intime.

Le pardon ne répare pas tout. Mais il rend la route plus légère.

Le coup de pouce

Il y a dans chaque parcours de vie des tournants, des moments de grâce ou de chaos, où l'on vacille, où l'on doute, où l'on se demande si l'on va y arriver.

Et dans ces instants-là, il suffit parfois d'un regard, d'un mot, d'une présence pour remettre un peu d'ordre dans notre monde intérieur.

J'ai cru que je devais tout affronter seule. Que c'était une preuve de force. Que demander de l'aide, c'était un aveu de faiblesse. J'ai résisté, longtemps. Et puis un jour, j'ai compris que le vrai courage, ce n'était pas de tout porter à bout de bras. C'était de tendre la main, d'ouvrir une porte, d'oser dire : « Là, j'ai besoin d'aide. »

Ce coup de pouce, je l'ai trouvé dans le regard de certains thérapeutes. Des personnes qui ne prétendaient pas avoir toutes les réponses, mais qui savaient écouter, accompagner.

Il y a eu Nathalie, la première que j'ai osé consulter. Elle ne m'a pas parlé de mes traumas. Elle m'a simplement appris à m'oxygéner. À revenir dans mon corps. Et c'était déjà énorme.

Puis il y a eu Laeti, une femme lumineuse, douce, qui m'a transmis tellement de trésors. Elle ne m'a pas soignée comme on soigne une blessure. Elle m'a aidée à voir ce que je refusais de regarder. À ressentir ce que j'avais gelé depuis des années.

Les rééquilibrages énergétiques ? De vrais spas sans eau pour mon corps et mon âme. Reiki, Lahochi...Certains parleront de soins vibratoires, de réalignement, de nettoyage émotionnel. D'autres n'y croient pas du tout, et c'est leur droit le plus absolu.

Chacun avance avec ses propres repères. Ce que je retiens, ce n'est pas la terminologie, ni la magie supposée d'un soin, mais ce que cela m'a apporté, à moi. Une sensation de légèreté. De recentrage. Comme si on avait soufflé sur la poussière intérieure. Est-ce que c'était réel ? Oui. Je le crois profondément. Parce que je suis guérisseuse. Parce que je le vis. Mais je sais aussi que chacun a sa propre manière de ressentir. Alors cher lecteur, chère lectrice, je ne cherche pas à te convaincre. Je témoigne. Et si cela te parle tant mieux. Moi, j'en suis sortie apaisée. Et c'était tout ce que je souhaitais.

Il existe aujourd'hui une multitude d'outils à notre disposition : l'hypnose, pour explorer les racines inconscientes de nos blocages.
La PNL (programmation neuro linguistique), pour transformer nos schémas de pensée. L'EFT (technique de libération émotionnelle), les constellations familiales, la méditation guidée...

Certains trouveront leur chemin avec une méthode, d'autres pas du tout. Ce n'est pas une vérité universelle. C'est une boîte à outils dans laquelle chacun est libre de piocher ce qui résonne en soi.

Ce qui est précieux, ce n'est pas tant la méthode que la rencontre. La manière dont on se sent écouté, soutenu, vu.

Certains thérapeutes savent toucher l'âme sans jamais poser la main. D'autres nous aident simplement à mieux nous comprendre, à changer un angle de vue, à souffler un peu. Et parfois, c'est tout ce qu'il nous faut.

Je ne parle pas ici de ceux qui imposent leur savoir ou qui projettent leurs croyances. Non. Je parle de ceux qui respectent le libre arbitre. Qui accueillent sans jamais forcer. Ceux qui disent « voilà ce que je peux vous proposer » et laissent l'autre choisir, en toute autonomie.

Ce chapitre, je veux l'écrire comme un remerciement. Un hommage à celles et ceux qui, dans l'ombre, ont choisi d'accompagner les autres avec bienveillance. Ils ne sauvent pas. Ils ne dirigent pas. Mais ils éclairent un petit bout du chemin, quand la nuit est trop noire.

Parfois, ce coup de pouce, c'est tout ce qu'il fallait pour relancer la machine. Pour se souvenir qu'on n'est pas seul. Pour retrouver un peu d'élan, un peu de foi, un peu de délicatesse.

Alors à vous, les thérapeutes du cœur, les éclaireurs discrets, les gardiens de l'écoute vraie : merci. Merci d'être là. Merci de faire ce que vous faites. Merci d'aider chacun à retrouver le chemin vers lui-même, pas à pas, souffle après souffle. Parce que parfois, dans une vie, un simple coup de pouce peut tout changer.

Recette adaptable de la sérénité et du bonheur

Bon. J'ai tout passé au mixeur : le passé, les blessures, les larmes, les crises existentielles et les crises de nerfs. J'ai brassé, j'ai goûté, j'ai pleuré dans la soupe. Et maintenant, j'ai décidé de changer de menu. Trop lourd, trop salé, et franchement, indigeste à la longue.

Aujourd'hui, j'opte pour la légèreté. La sérénité. Le bonheur à feu doux. Et surtout, je cuisine à ma façon. Mais attention, ici, pas de tuto YouTube : « Développement personnel express en 5 étapes miracles. » Non, ce que je te propose, c'est une recette adaptable. Une base souple, modulable, personnalisable selon les ingrédients du jour. Tu peux suivre, détourner, brûler, revisiter... Tant que ça te ressemble. Et si ça finit en omelette ? C'est que t'avais besoin d'œufs cassés pour avancer.

Dans ma cuisine intérieure, il y a du monde. Un cerveau survolté, prêt à me resservir mes pires moments à 3 heures du matin. Des pensées qui tournent en boucle comme une vieille chanson coincée sur le refrain : « Et si... », « J'aurais pu... », « Pourquoi j'ai dit ça ? »

Une équipe de squatteurs fidèles au poste : la peur (cheffe du département Catastrophes), l'égo (directeur artistique du drame intérieur), et le mental (analyste senior, 36 dossiers ouverts en simultané).

Chacun a sa voix, son insistance, son grain de sel. La peur adore rappeler que tout peut mal tourner, même pour changer de dentifrice. L'égo, diva en chef, veut briller et avoir raison. Le mental, lui, fait des listes interminables, même pour des chaussettes.

Et puis, il y a un ingrédient qu'on oublie de citer : le jugement.

Le jugement des autres, qui vient relever chaque plat d'un petit « qu'est-ce qu'on va penser ? » Et celui, bien plus corsé, que je m'inflige à chaque tentative.

Le jugement des autres ? Je le recycle : poubelle verte, ou compost pour engraisser mes vieilles peurs (elles adorent ça). Mon propre jugement ? J'apprends à le transformer : au lieu d'en faire un poison, j'essaie d'en faire un signal : « tiens, si je me juge, c'est peut-être que j'aurais besoin... d'un peu plus de tendresse. »

Tout autour d'eux gravitent des croyances familiales ou sociétales :
« Il faut faire plus pour mériter. »
« Le bonheur, c'est pour les autres. »
« Sois forte, conforme-toi. »

De vrais plats traditionnels, riches en culpabilité et en frustration.

Et puis, le Triangle de Karpman : la Victime, le Sauveur, le Persécuteur. Des rôles comme des uniformes, même sans invitation.

La Victime crie : « Pourquoi moi ? »

Le Sauveur veut tout gérer, même quand on lui demande juste de passer le sel.

Le Persécuteur balance ses critiques sous prétexte de bienveillance. Ces trois-là transforment n'importe quel repas en telenovela émotionnelle.

Alors aujourd'hui, je propose un relooking intérieur :

- La Victime devient Créatrice : elle ne subit plus, elle ose essayer.
- Le Sauveur se transforme en accompagnant, présent sans se sacrifier.
- Le Persécuteur se métamorphose en Challenger positif : il aide à évoluer sans piétiner l'autre.

Mais avant toute transformation, il y a une étape essentielle : l'acceptation. Pas la version passive-du-style- « c'est comme ça. » Une acceptation vivante, qui dit :

« Je suis comme je suis, là, maintenant, avec mes paradoxes. J'apprends, je rate, je recommence. Parfois j'ai envie de tout envoyer valser. Parfois je me plante. Et c'est ok. »

Je garde mes squatteurs – Peur, Ego, Mental – à leur place, avec vue sur le calme. Je les écoute, je les remercie pour leur zèle, puis je reprends les commandes.

La Peur souffle une mise en garde ? Merci, mais j'essaie quand même.
L'Ego veut briller ? On brillera ensemble... mais avec sincérité.
Le Mental mouline ses scénarios ? Tant qu'il me propose aussi une playlist détente, ça passe.

Petit à petit, je remplace les pensées lourdes par des alternatives plus douces. « Je ne suis pas capable. » Devient « Je découvre une autre manière. »
« Ce n'est pas pour moi » se transforme en « Je péfère essayer. »

Je permets l'expérience, même imparfaite. J'ose la spontanéité, l'humour, la tendresse même dans le bazar. Je m'accueille avec tout ça, et parfois, c'est déjà une sacrée victoire.

Pas besoin de méditer en tailleur sur une falaise au lever du soleil. Parfois, une tartine beurrée savourée tranquille, c'est déjà une retraite spirituelle de haut niveau.

Je simplifie. Je casse les règles trop rigides, je crée ma recette du jour, même si elle déborde de partout.

Et surtout, j'ose. J'ose être imparfaite, spontanée, me contredire, m'aimer même dans le chaos. J'ose poursuivre mon chemin sans tout comprendre. Je m'autorise à exister sans filtre, et ça... c'est peut-être le début de la vraie sérénité.

Alors, je savoure ce qui me fait du bien, même si ce n'est pas instagrammable. Je transforme mes peurs en carburant d'exploration. Je cuisine ma paix à ma sauce, pleine d'ingrédients secrets et de clins d'œil.

Mon chemin a du goût. Et chaque jour, je m'autorise à être moi. Et rien que ça, c'est déjà un plat royal.

Être soi

J'ai cru qu'être soi, c'était atteindre une sorte d'état final, un niveau « légitime », nickel, validé par la vie.

Spoiler : ce niveau n'existe pas. Et c'est tant mieux.

J'ai grandi entourée de conditionnements, de consignes, de « fais comme ci », « tais-toi », « tiens-toi droite. »

J'ai appris à avaler des vérités qui n'étaient pas les miennes, à réagir comme on attendait, à dire oui quand tout criait non.

Mes réactions automatiques ? Ce n'était pas un bug, juste la version de moi qui cherchais à être aimée, ou à éviter les tempêtes.

Aujourd'hui, j'ose m'arrêter, regarder ce qui s'active en moi. Parfois, j'ai encore des réflexes d'ancienne version : j'explose ou je m'efface, je prends tout pour moi ou je veux contrôler.

Mais de plus en plus, j'ose faire autrement. J'ai le droit d'éprouver, de dire, de poser mes limites sans m'excuser, d'expérimenter même quand ça ne ressemble à rien de connu.

C'est ça, la vraie audace : m'autoriser à être là, entière, même dans mes réactions, même quand c'est brouillon, même quand ce n'est pas ce qu'on attend de moi.
Ma légitimité, je la prends chaque jour, un peu plus, en vivant pour de vrai, certainement pas en jouant à la version parfaite.

Finalement, ce que je découvre, c'est qu'être moi, ce n'est pas un résultat : c'est un mélange vivant, mouvant, de mes histoires, de mes choix du présent.

C'est tout sauf figé. Et quelque part, ça me rassure. Parce qu'au fond, l'humain, c'est exactement ça : un drôle de mélange, un cocktail unique, jamais fini.

La suite ? Tu vas voir, c'est encore plus savoureux.

L'humain, ce drôle de mélange

Être humain, ce n'est pas une performance ! Ce n'est pas une version 2.0 à optimiser avec un filtre Instagram et une routine matinale digne d'un entraînement olympique.

On est fait de peau qui frissonne, de cœur qui s'emballe, de larmes qui débordent pile au mauvais moment, et de rires qui débarquent sans prévenir.

On est bourré d'émotions à ras bord, de souvenirs qui ressurgissent sans prévenir, et d'élans du cœur qui ignorent royalement la logique.

On est aussi traversé par des énergies invisibles, des intuitions inexplicables, ce fameux corps énergétique qui ressent tout sans avoir besoin d'explications rationnelles. Et franchement, c'est génial comme ça !

On traîne des héritages improbables, « les fameux transgénérationnels ». Des histoires de famille dignes d'un film à suspense, mais aussi une capacité incroyable à transformer tout ça en force. Oui, même les dossiers embarrassants de l'arrière-grand-oncle dont personne ne veut parler aux repas de famille.

On est unique, avec nos zones d'ombre mystérieuses, nos passions un peu trop intenses, nos silences maladroits et nos coups de génie complètement inattendus.

On traverse des drames, des expériences parfois difficiles, mais chacune nous forge, nous façonne.

Bref, on est un joyeux bazar ambulant. Et devine quoi ? Ça fonctionne plutôt pas mal !

Parfois, on ressent cette fameuse mission. Ce truc vague, pas inscrit en lettres dorées dans le ciel, mais qu'on sent vibrer fort entre le sternum et les tripes. On décide de la suivre... ou pas. Nos choix de vie ne sont jamais anodins, même quand ils semblent aléatoires.

Et même sans mission, on reste parfaitement digne d'amour et de respect.

Alors oui, le monde ne déborde pas seulement de personnes lumineuses et inspirantes. On croise des lourds, des rageux, des vendeurs de rêves douteux. Mais aussi des êtres blessés qui blessent, des manipulateurs déguisés en âmes sœurs, et parfois, ceux qui prennent sans demander.

Mais on rencontre aussi des âmes magnifiques, qui essaient sincèrement de soutenir, d'aimer, d'écouter, le cœur en avant.

Et tu veux savoir un truc ? Être humain, avec tout ce bazar-là, c'est fantastique !

Alors merci, la vie! Même avec les couacs et les moments difficiles, on est vivant. Et ça, ce n'est pas rien !

Et maintenant Phoebe ?

Si on m'avait dit, il y a vingt ans, qu'un jour je serais en paix avec moi-même, j'aurais probablement rigolé à moitié, en tirant sur ma clope ou en pleurant dans mon café froid.

Je suis là, entière. Avec mes souvenirs, mes cicatrices. Avec mon humour douteux et mon cœur qui déborde. Avec tout ce que j'ai vécu. Et tout ce que je suis devenue.

Oui, professionnellement parlant, je suis comptable pour l'instant. Mais je suis aussi guérisseuse. Bardée de diplômes : praticienne en PNL, thérapeute énergétique, coach en méditation...Une guérisseuse du quotidien, sans cabinet... sans baguette magique ni incantation compliquée.

Juste avec ma présence, mes mots, mon regard qui comprend, mes bras qui accueillent. J'apaise les personnes âgées que je côtoie dans mon métier, je tends la main quand on me sollicite.

Aujourd'hui, je me lève en paix avec moi-même. Je respire plus doucement. Je pense moins à demain. Je savoure chaque moment. Je m'écoute. Je me respecte. Je m'aime.

Je ne sais pas encore ce que je ferai pleinement de toutes mes capacités, surtout de celles que je n'ai pas évoquées dans ce livre (dans un autre, qui sait ?). Mais ça viendra en son temps.

Je marche sur mon chemin avec moi.
Et tu sais quoi ? C'est doux. C'est bon. C'est juste.

La gratitude
Ce qui reste quand tout vacille

Il y a quelque chose de magique à se sentir reconnaissant. Ce n'est ni un devoir, ni une performance, ni même une habitude forcée.

C'est plutôt un murmure intérieur, une étincelle subtile qu'on remarque surtout quand tout semble sombre autour.

La gratitude, ce n'est pas une technique à appliquer. Ce n'est pas une phrase magique à recopier tous les soirs.

C'est ce petit frisson du matin quand tu réalises que tu respires encore. C'est ce « merci » silencieux pour un regard, une chanson, un café partagé. C'est une chaleur discrète qui monte, sans prévenir.

J'ai longtemps cru qu'il fallait attendre que tout aille bien pour remercier. Mais non. La gratitude surgit souvent quand tout tangue. Quand tu crois avoir tout perdu, et que tu remarques soudain ce qui est encore là.

Un rayon de soleil. Une parole douce. Un souvenir qui fait du bien.
Elle ne se force pas. Elle se ressent. Elle ne crie pas. Elle chuchote.

Je ne la note pas forcément dans un carnet. Je ne l'exhibe pas non plus. Mais elle est là. Présente chaque jour, ou presque.

Et souvent, le soir, avant de fermer les yeux, je me dis simplement : merci. Pour ça. « Juste ça. »

À toi qui as traversé l'impensable

À toi qui as connu le pire, toi qui portes sans bruit les traces d'horreurs que personne ne devrait endurer.

Je sais ce que c'est que d'avoir le souffle coupé, le cœur en mille morceaux, l'impression que plus rien ne pourra jamais être comme avant.

Je sais ce que c'est que de perdre quelqu'un qu'on aime, ce vide immense, cette douleur silencieuse, cet espace impossible à combler.

Je ne te dirai pas que ça passera vite, ni que tout redeviendra comme avant. Parce que ça ne sera pas le cas. Mais je te dirai ceci : un jour, tu respireras plus facilement. Un jour, la douleur prendra moins de place. Elle sera là, différente, plus douce peut-être, comme une ombre fidèle mais moins pesante.

Tu apprendras à avancer avec ces cicatrices. Elles feront partie de toi, mais elles ne te définiront pas. Tu découvriras en toi une force que tu ne soupçonnais pas. Une envie de continuer malgré tout, avec tout ce que tu as traversé.

Ta douleur est légitime. Elle mérite d'être accueillie avec compassion et bienveillance. Tu n'es pas seul(e). Même si parfois tu en as l'impression, il y a des âmes autour de toi qui comprennent.

Prends le temps qu'il te faut. Pleure quand tu dois pleurer. Crie quand tu dois crier. Mais rappelle-toi aussi de respirer, doucement, profondément.

Je sais combien cela peut-être dur. Je sais que certains jours tu douteras. Mais je veux que tu saches que tu mérites douceur et bienveillance.

Tu mérites de retrouver la paix, peu à peu.

Épilogue : Et sinon...
C'est quoi la suite ?

Bon. On y est. Aujourd'hui j'ai 52 ans.

Le moment où je suis censée te dire que tout est parfait, que j'ai trouvé ma voie, que je suis alignée jusqu'aux orteils et que l'univers m'apporte chaque matin un latte à la vanille avec des messages codés dans la mousse.

Spoiler : non.

Mais... je vais bien.

Je me lève avec le sourire (la plupart du temps). Je fais un métier qui a du sens (même si mon comptable intérieur panique un peu). J'accompagne comme je peux ceux qui croisent mon chemin, je respire (profondément), je vis. Pour de vrai.

J'ai compris que la force qu'on cherche partout, elle est souvent planquée juste là, derrière nos cernes, notre syndrome de l'imposteur, et deux-trois couches de doutes bien gras. Et surtout… que je n'ai rien à prouver.

Je ne suis pas parfaite. Je suis pire. Je suis parfaite comme je suis.

Et toi, lecteur, lectrice de l'extrême, si tu as survécu à ces pages, tu mérites une médaille. Ou un cookie. Ou mieux : que tu réalises à quel point toi aussi, tu portes une lumière énorme (oui, même si tu ne sais pas encore où tu as mis les piles).

Alors vas-y. Brille. Pas pour faire genre. Juste pour être toi.

Et si tu croises une femme chevelure poivre et sel (je ne suis plus rousse) qui rit toute seule dans la rue en parlant à ses guides, c'est sûrement moi. Ou une autre qui a, elle aussi, allumé sa lumière. Parce qu'en vrai... c'est contagieux.

Remerciements

Laetitia, gratitude infinie. Merci pour le partage de ton précieux savoir. Merci pour ton soutien. Merci pour tout.

À vous, les âmes bienveillantes du groupe de méditation qui m'avez tendu la main quand je ne voyais plus clair. Merci pour votre énergie, vos mots et votre présence.

À Pascale, hypnothérapeute, qui m'a guidée dans ces retours difficiles à mon enfance. C'était rude, mais essentiel.

À mon mari. Pour son soutien indéfectible... et parfois maladroit. Mais toujours là. Toujours présent. Même quand il ne comprenait pas tout, il était là. Et c'est ce qui compte.

À mes enfants, mes piliers, mes plus belles créations (et aussi mes meilleurs coachs de vie malgré eux). Merci de m'avoir portée, inspirée, même quand j'étais un peu de travers.

Aux enfants de mon mari, qui m'ont aussi appris, à leur façon, que la famille ça se construit, ça se choisit, et ça se vit avec patience et amour.

À Virginie et Céline. Merci de m'avoir supportée (dans tous les sens du terme). Merci pour vos coups de pied bienveillants, vos épaules solides. Vous avez été là quand j'avais besoin de me rappeler que je pouvais l'écrire, ce livre.

À Marine, Caroline et toutes les Femmes Phénix. Merci pour vos partages. Vous êtes des renaissances incarnées. Vous m'avez permis de croire, à nouveau, que c'était possible.

Merci à ma lumière, un peu capricieuse parfois, souvent brillante à contre-temps, mais toujours là au bon moment. Tu m'as guidée, même quand j'avais l'impression d'être dans le brouillard... et tu mérites bien une standing ovation.

Merci à ma petite voix intérieure, celle qui chuchote. Merci à mes guides (non, non, je ne suis pas schizophrène, promis).

Et à toutes les rencontres de la vie. Les belles, les brèves, les douloureuses. Vous m'avez forgée, bousculée, révélée. Sans vous, je ne serais pas celle que je suis aujourd'hui.

Et à toi, lecteur ou lectrice, qui as accompagné ces mots jusqu'au bout. Merci d'avoir marché avec moi à travers ces pages. Merci d'avoir accueilli mon histoire.